I0446689

Enfermería

en

Medicina Forense

La guía completa

ALEXANDRE CAREWELL

Índice

« *En las entretejidas redes de la medicina forense, cada pista es un susurro de la verdad, que da voz a quienes ya no pueden hablar e ilumina la justicia en la oscuridad de la duda.* »

INTRODUCCIÓN

Introducción a la medicina forense

En la encrucijada de la ciencia médica y el derecho, la medicina forense se perfila como una disciplina fascinante que, a lo largo de los siglos, no ha dejado de evolucionar para satisfacer las exigencias de un sistema judicial en constante búsqueda de la verdad. La medicina forense no sólo es la ciencia que determina la causa de la muerte, sino que también desempeña un papel crucial en la identificación de las víctimas, la detección de delitos y la aportación de pruebas en los procedimientos judiciales.

La medicina forense no se limita a los fríos confines de una morgue, sino que se despliega por todo el tejido de la sociedad, ocupándose de situaciones tan variadas como los accidentes de tráfico, las muertes inexplicables en el hogar y la delincuencia. La característica única de esta disciplina es que combina el rigor científico con una profunda humanidad. De hecho, cada caso estudiado adquiere una importancia singular, recordando constantemente a los profesionales sobre el terreno que detrás de cada muestra, de cada frotis, se esconde una historia, una vida.

La esencia de la medicina forense va mucho más allá de la simple autopsia. Abarca una multitud de especialidades que van de la toxicología a la antropología forense, de la balística a la genética. Cada rama ofrece una perspectiva diferente, pero todas convergen hacia el mismo objetivo: comprender, explicar y dar respuestas.

Estas respuestas son a menudo esperadas con impaciencia, tanto por las familias en duelo como por las autoridades judiciales. Pueden arrojar luz, e incluso resolver, casos penales complejos. El papel de la medicina forense no se limita a establecer pruebas o encontrar la verdad. También desempeña un papel preventivo, identificando patrones o tendencias que podrían, con el tiempo, ayudar a reducir ciertos tipos de muerte o trauma.

Por lo tanto, es esencial reconocer que la medicina forense, aunque a menudo se perciba como una disciplina sombría, es un pilar fundamental de nuestro sistema judicial y social. Es la guardiana silenciosa de las historias que los desaparecidos ya no pueden contar y, a través de su prisma, se puede impartir justicia con claridad, precisión y humanidad.

El papel de la enfermera en medicina forense

Aunque la medicina forense se asocia inmediatamente a figuras emblemáticas como el patólogo forense o el investigador, entre sus filas hay algunos actores menos conocidos pero igual de esenciales: los enfermeros. Las enfermeras son profesionales de la salud con una sólida formación médica, capacidad de adaptación y un agudo sentido de la observación, y desempeñan un papel fundamental en los equipos forenses.

A primera vista, uno podría preguntarse cuál es el papel exacto de una enfermera en un campo en el que predominan las autopsias y los análisis post mortem. Sin embargo, es importante comprender que la medicina forense no se limita a estudiar a los fallecidos. También se interesa, y a veces mucho, por los vivos: víctimas de agresiones o abusos, o testigos que requieren cuidados específicos y muestras forenses. En este contexto, las enfermeras se convierten a menudo en el primer punto de contacto, aportando su experiencia clínica y un apoyo humano inestimable.

Las enfermeras post mortem trabajan en estrecha colaboración con el patólogo forense, sobre todo durante las autopsias. Preparan el cadáver, colaboran en el examen, gestionan las muestras y se aseguran de su trazabilidad. Esta colaboración interprofesional garantiza que los procedimientos se lleven a cabo con el máximo rigor científico, respetando al mismo tiempo la dignidad del difunto.

Además, las enfermeras forenses suelen recibir una formación exhaustiva para satisfacer necesidades específicas. Esto puede incluir la atención a víctimas de violencia sexual, la toma de muestras forenses específicas o el acompañamiento de personas en estado de shock o angustia.

Más allá de estas habilidades técnicas, la enfermera forense es a menudo un pilar de apoyo emocional. Ya sea para una familia en duelo, una víctima traumatizada o incluso para otros miembros del equipo forense, su capacidad para escuchar, tranquilizar y orientar es crucial. Encarna ese toque de humanidad en el corazón de un mundo en el que predominan la ciencia y la justicia.

Por último, la constante evolución de la medicina forense, con la aparición de nuevas técnicas y tecnologías, ofrece a las enfermeras oportunidades de especialización y desarrollo profesional. Ya sea en primera línea en los escenarios de los crímenes, en los laboratorios de análisis o a la cabecera de las víctimas, su papel es fundamental, lo que las convierte en actores clave en la búsqueda de la verdad y la justicia que encarna la medicina forense.

Capítulo 1

HISTORIA Y FUNDAMENTOS MEDICINA FORENSE

Orígenes y desarrollo histórico medicina forense

El matrimonio entre la medicina y el derecho no es nada nuevo. De hecho, la interacción entre estos dos mundos se remonta a la antigüedad, mucho antes de que la medicina forense recibiera un nombre y un reconocimiento formal.

Los primeros vestigios de la medicina forense se encuentran en civilizaciones antiguas como Egipto, Grecia y China. Los papiros egipcios que datan de varios milenios antes de nuestra era ya describen los exámenes post mortem realizados para conocer la causa de la muerte. En China, durante la dinastía Song, se escribió un tratado llamado "Lavado de los males", en el que se exponían métodos para determinar la causa de la muerte, un eco de nuestras autopsias modernas.

El mundo grecorromano, por su parte, se distinguía por su enfoque racional de la medicina y la importancia concedida a las pruebas médicas en los casos judiciales. El propio Hipócrates, padre de la medicina moderna, hablaba de la importancia del papel del médico a la hora de aportar pruebas legales.

Sin embargo, el verdadero desarrollo de la medicina forense como disciplina estructurada coincidió con la evolución del pensamiento científico durante el Renacimiento. Los avances en anatomía, gracias a figuras como Vesalio y da Vinci, allanaron el camino para una comprensión más detallada del cuerpo humano. Al mismo tiempo, el auge de los sistemas judiciales modernos requería mayores conocimientos médicos para informar a los tribunales.

El siglo XIX fue un periodo crucial. Con la urbanización y el rápido cambio social, la necesidad de identificar las causas de la muerte, ya fueran naturales, accidentales o criminales, se volvió crucial. Se crearon las primeras cátedras de medicina forense en las universidades europeas y la toxicología surgió como una subdisciplina importante, con científicos como Mathieu Orfila en Francia, pionero en la detección de venenos.

El siglo XX fue testigo del crecimiento y la diversificación de la medicina forense. Los avances en genética dieron lugar a la medicina forense genómica, que permite realizar identificaciones precisas utilizando el ADN. Los avances tecnológicos también aportaron herramientas de imagen más sofisticadas, técnicas de datación y métodos de análisis de laboratorio cada vez más avanzados.

Hoy en día, la medicina forense es una disciplina multidisciplinar que sigue evolucionando. Adopta los avances de la biotecnología, la bioinformática y la inteligencia artificial para adaptarse a las necesidades cambiantes de la sociedad. Es a la vez testigo de las sombras de la humanidad y garante de la justicia, un delicado equilibrio heredado de sus profundas raíces y de su rica y fascinante historia.

La importancia de la medicina forense en el sistema judicial

La medicina forense, con sus múltiples facetas, es un pilar esencial del sistema jurídico moderno. Representa el punto de encuentro entre la ciencia médica y la búsqueda de la verdad jurídica, proporcionando un puente entre la complejidad biológica del ser humano y la necesidad de justicia de la sociedad.

- **Establecer pruebas irrefutables: En el** corazón del proceso legal, la prueba es el rey. ¿Y qué puede ser más convincente que una prueba tangible enraizada en la biología o la química? Ya sea mediante análisis toxicológicos que revelen la presencia de sustancias ilegales, exámenes post mortem que determinen la causa de la muerte o análisis genéticos que identifiquen a un sospechoso, la medicina forense proporciona pruebas de primer orden.

- **Proteger al inocente**: Paradójicamente, la misma disciplina que puede incriminar es también la que protege. ¿Cuántas personas inocentes han sido exoneradas gracias a los análisis de ADN? La medicina forense garantiza que la justicia no sólo sea rápida, sino sobre todo precisa y justa.

- **Atención a las víctimas**: Además de su papel en la resolución de delitos, la ciencia forense también tiene un papel crucial que desempeñar en la atención a las víctimas vivas, ya sean víctimas de violencia, agresiones o abandono. Reunir pruebas médicas, realizar exámenes y tomar muestras con compasión y profesionalidad no sólo puede ayudar en el enjuiciamiento de los delincuentes, sino que también ofrece un apoyo vital a las víctimas.

- **Prevención y educación**: Mediante el estudio de patrones recurrentes, ya sea en muertes relacionadas con sobredosis, accidentes de tráfico o violencia doméstica, la medicina forense ayuda a identificar tendencias e informar sobre políticas públicas. Desempeña un papel preventivo, proporcionando datos que pueden dar lugar a campañas de sensibilización, cambios legislativos o iniciativas comunitarias.

- **Derecho en constante evolución**: A medida que avanza la ciencia, el derecho debe evolucionar en paralelo. Las cuestiones éticas y jurídicas que plantean avances como la genómica y la bioinformática requieren una comprensión profunda de las implicaciones médicas. La medicina forense, en la frontera de estos avances, orienta e informa las decisiones legislativas.

La medicina forense es mucho más que una herramienta del sistema judicial: es una de sus piedras angulares. Al equilibrar el rigor científico con los imperativos de la justicia, garantiza que la búsqueda de la verdad sea a la vez precisa y humana. Sin ella, nuestro sistema judicial se vería privado de uno de sus recursos más preciados, perdiendo eficacia, imparcialidad y justicia.

El papel cambiante de la enfermera en este ámbito

La enfermera, a menudo considerada como la fiel sombra del médico, ha visto cómo su papel cambiaba drásticamente en la medicina forense, al igual que en otras especialidades médicas. Este viaje a través del tiempo revela no sólo cambios en la profesión enfermera, sino también una revolución en la forma en que la sociedad percibe y valora a este crucial agente de la salud.

- **De los orígenes a la era moderna**: Históricamente, la enfermera forense era sobre todo un asistente técnico que ayudaba al médico forense en sus tareas, preparaba los cadáveres para la autopsia o colaboraba en la gestión de las muestras. Aunque estas funciones siguen siendo fundamentales, la profesión ha experimentado una gran evolución hacia una mayor autonomía y especialización.
- **Reconocimiento y especialización**: Con el tiempo, el papel de la enfermera forense se ha ampliado. Hoy en día, existen cursos de formación especializada que ofrecen habilidades específicas en la toma de muestras forenses, la atención a las víctimas de la

violencia y conocimientos en campos como la toxicología y la genética. Esta especialización también ha abierto la puerta al reconocimiento de las enfermeras como expertas por derecho propio, capaces de testificar ante los tribunales o de llevar a cabo investigaciones.

- **Más allá de las habilidades técnicas**: La evolución del papel de la enfermera no se ha limitado a la adquisición de habilidades técnicas. El aspecto humano de la profesión ha cobrado cada vez más importancia. En el delicado contexto de la medicina forense, donde el trauma suele ser omnipresente, la capacidad de la enfermera para ofrecer apoyo psicológico y emocional se ha vuelto esencial. Las enfermeras son a menudo la primera línea de contacto para las víctimas y sus familias, y desempeñan un papel crucial a la hora de ofrecer orientación y apoyo.
- **Influir en políticas y protocolos**: A medida que la profesión ganaba reconocimiento y experiencia, las enfermeras forenses también empezaron a influir en protocolos, normas y directrices. Su conocimiento práctico y de primera mano de las realidades sobre el terreno las ha situado como actores clave en el desarrollo de las mejores prácticas y recomendaciones.
- **Liderazgo e investigación**: Por último, pero no por ello menos importante, la modernidad ha visto surgir a enfermeras forenses investigadoras y líderes, implicadas en estudios avanzados, que contribuyen al avance de los conocimientos en este campo y defienden los intereses de la profesión a nivel institucional y legislativo.

El papel cambiante de la enfermera forense refleja un cambio social más amplio, que reconoce el valor y la experiencia de estas profesionales de la salud. Lejos de ser meras ejecutoras, ahora son colaboradoras, líderes y expertas, que aportan una contribución inestimable a la búsqueda de la verdad y la justicia inherentes a la medicina forense.

Capítulo 2

EL
ENTORNO
DE
TRABAJO

El depósito de cadáveres y las salas de autopsias

El depósito de cadáveres y la sala de autopsias son elementos emblemáticos de la medicina forense. Estos espacios están cargados de emoción, descubrimiento y meticulosa investigación científica. Representan la frontera donde la vida se encuentra con la muerte y donde la ciencia se esfuerza por desvelar los misterios asociados a ella.

El depósito de cadáveres: Originalmente, la palabra "depósito de cadáveres" se refería a una sala donde los presos eran expuestos al público. Hoy en día, se refiere al lugar donde se conservan los cuerpos de los difuntos antes de su entierro o incineración.

- **Función principal**: El depósito de cadáveres se utiliza principalmente para almacenar los cuerpos en estado de conservación, a la espera de que los familiares los identifiquen o de que se les practique la autopsia.
- **Tecnologías de conservación**: Con el tiempo, los métodos de conservación han evolucionado. La refrigeración se ha convertido en la norma, sustituyendo a métodos más antiguos que utilizaban hielo o sustancias químicas.

La sala de autopsias: Aquí es donde se examina detalladamente el cadáver para determinar la causa de la muerte.

- **Organización y equipamiento**: Diseñado para facilitar una investigación rigurosa, está equipado con mesas de acero inoxidable, una potente iluminación y una gama de instrumental quirúrgico especializado. También dispone de equipos de extracción para eliminar humos y olores, garantizando un entorno saludable para el personal.

- **El proceso de la autopsia**: Comienza con una evaluación externa del cadáver, seguida de la apertura del cuerpo para examinar los órganos internos. Cada órgano se examina cuidadosamente, se pesa y, si es necesario, se toman muestras para análisis posteriores, como los toxicológicos.
- **Multidisciplinariedad**: Aunque a menudo se asocia con los patólogos forenses, en la sala de autopsias trabajan conjuntamente muchos profesionales: enfermeras forenses, técnicos de laboratorio, patólogos y a veces incluso expertos en entomología o antropología, según la naturaleza del caso.
- **Seguridad e higiene: Las** salas de autopsia deben cumplir estrictas normas de salud y seguridad para proteger al personal de los riesgos biológicos. Los equipos de protección personal como batas, guantes y mascarillas son esenciales.

El depósito de cadáveres y la sala de autopsias no son sólo salas frías y estériles; son los teatros de las historias humanas, donde cada cuerpo cuenta una historia única. Cada cicatriz, cada herida, cada anomalía tiene un significado. Y es en estos espacios donde la medicina forense, con todos sus conocimientos y tecnología, se esfuerza por descifrar estas historias, proporcionando respuestas a los vivos y justicia a los muertos.

Equipamiento específico medicina forense

La medicina forense, como encrucijada entre la medicina y la justicia, requiere un conjunto de herramientas y equipos especialmente especializados para garantizar análisis precisos y fiables. Estos instrumentos son esenciales no sólo para determinar la causa de la muerte, sino también para aportar pruebas en diversos contextos judiciales.

- **Mesas de autopsia**: Generalmente fabricadas en acero inoxidable para facilitar su limpieza y desinfección, están diseñadas con canales para drenar los fluidos y también pueden estar equipadas con rayos X integrados.
- **Bisturíes e instrumentos quirúrgicos**: Se utilizan para abrir el cuerpo y examinar los órganos internos. Algunos están diseñados específicamente para la medicina forense, como el bisturí para autopsias o la sierra para huesos.
- **Equipo de rayos X**: Antes de abrir el cadáver, se puede tomar una radiografía para detectar cualquier objeto extraño, fractura o anomalía.
- **Equipo de microscopía**: Se utiliza para examinar muestras de tejido u otras sustancias a nivel microscópico.
- **Kits forenses de toma de muestras**: Estos kits, utilizados a menudo en casos de agresión sexual, contienen todo lo necesario para tomar muestras de tejidos, fluidos y otras pruebas de forma estéril.
- **Equipos de toxicología**: Se utilizan para detectar y cuantificar la presencia de medicamentos, drogas o toxinas en los fluidos corporales.
- **Sistemas fotográficos**: Se utilizan cámaras de alta calidad para documentar lesiones, tatuajes, cicatrices y otros rasgos corporales relevantes.
- **Cámaras frigoríficas**: Situadas en el depósito de cadáveres, se utilizan para almacenar los cuerpos en estado de conservación hasta la autopsia o el levantamiento del cadáver.
- **Sistemas de identificación dactilar**: comparan las huellas dactilares del fallecido con las bases de datos para facilitar su identificación.
- **Equipo de protección personal (EPP)**: Incluye batas, guantes, mascarillas y gafas para garantizar la

seguridad del personal durante las autopsias y la manipulación de las muestras.

- **Kits de análisis de ADN**: Para extraer, amplificar y analizar el ADN con fines de identificación o para cotejarlo con el de sospechosos.
- **Instrumentos entomológicos**: En algunos casos, el estudio de los insectos presentes en un cadáver puede proporcionar información valiosa sobre la hora y las circunstancias de la muerte.

Todos estos equipos, que combinan tecnología punta y precisión, son cruciales para la medicina forense. Cada instrumento desempeña un papel específico en la búsqueda de la verdad, ayudando a los expertos a desentrañar los misterios que rodean a la muerte, el trauma o el crimen, y garantizando que se pueda hacer justicia con la mayor precisión posible.

Precauciones salud y seguridad

Cuando pensamos en medicina forense, solemos pensar en los aspectos jurídicos o científicos, pero un aspecto igualmente crucial es el de la seguridad y la higiene. La delicada naturaleza de las muestras, así como el riesgo potencial de exposición a agentes infecciosos o sustancias tóxicas, requieren una especial atención a las normas de salud y seguridad.

- Equipos de protección individual (EPI) :
    - Este equipo es la primera línea de defensa contra los riesgos de exposición.
    - Se suelen utilizar batas, guantes, mascarillas, gafas, cascos y cubrezapatos para protegerse de salpicaduras, aerosoles y partículas.

- Manipulación de agujas y objetos afilados:
  - Una manipulación correcta y segura es esencial para evitar lesiones.
  - Deben utilizarse recipientes resistentes a la perforación para desechar de forma segura los objetos punzantes después de su uso.
- Desinfección y esterilización :
  - Las superficies, los instrumentos y el equipo deben desinfectarse regularmente para evitar la contaminación.
  - Los autoclaves, que utilizan vapor a presión, se utilizan habitualmente para esterilizar el instrumental.
- Manipulación de muestras biológicas :
  - Deben utilizarse técnicas asépticas de manipulación para evitar la contaminación de las muestras y proteger al personal de los agentes infecciosos.
- Contención biológica :
  - Los laboratorios forenses pueden equiparse con campanas de extracción y salas de presión negativa para limitar la propagación de agentes infecciosos.
  - Las muestras potencialmente peligrosas suelen procesarse en laboratorios de mayor nivel de contención.
- Gestión de residuos :
  - Los residuos biológicos deben eliminarse de forma segura, generalmente mediante incineración o tratamiento en autoclave.
  - Las sustancias tóxicas o químicas requieren una eliminación especializada para evitar la contaminación del medio ambiente.
- Formación y sensibilización :
  - Es esencial formar regularmente al personal en las mejores prácticas y protocolos de seguridad.

- Los procedimientos de emergencia, como la gestión de derrames o exposiciones accidentales, deben estar claramente definidos y revisarse periódicamente.
- Seguimiento médico :
  - Los profesionales de la medicina forense deben someterse a reconocimientos médicos periódicos y pueden necesitar vacunas específicas para protegerse de ciertas enfermedades.
- Seguridad física :
  - Dada la naturaleza sensible de las pruebas, las instalaciones forenses suelen estar equipadas con sistemas de seguridad avanzados, como cámaras de vigilancia, controles de acceso y alarmas.

Las precauciones de salud y seguridad en medicina forense no son sólo una necesidad reglamentaria, sino también una responsabilidad ética. Garantizan la protección del personal, la exactitud de los resultados y la confianza del público en el sistema judicial.

Capítulo 3

PAPEL
Y
RESPONSABILIDADES
DE LA
ENFERMERA
FORENSE

Procedimientos de autopsia : asistencia y preparación

Una autopsia es un procedimiento médico complejo destinado a determinar la causa de la muerte, evaluar una enfermedad o lesión o estudiar los efectos de un tratamiento. Aunque el patólogo forense está en el centro de este procedimiento, la enfermera forense también desempeña un papel esencial, sobre todo en la preparación y la asistencia.

- Preparación del cuerpo :
    - A su llegada a la morgue, el cadáver es identificado y registrado.
    - La enfermera forense se asegura de que el cadáver se coloca adecuadamente en la mesa de autopsias, generalmente en posición dorsal con los brazos extendidos.
    - Pueden tomarse fotografías previas a la autopsia para documentar el estado inicial del cadáver y cualquier signo o lesión evidentes.
- Montaje de los instrumentos necesarios :
    - La enfermera prepara un conjunto de instrumentos quirúrgicos, como escalpelos, tijeras, pinzas, sierras y otros, asegurándose de que estén limpios, desinfectados y listos para su uso.
- Preparación para la toma de muestras :
    - Se preparan tubos, viales y recipientes para recibir muestras de tejidos, fluidos y órganos para su posterior análisis.
- Asistencia durante el examen externo :
    - La enfermera asiste al forense durante el examen externo, anotando observaciones, midiendo lesiones o hematomas y ayudando a tomar muestras como huellas dactilares, pelo o uñas.

- Apoyo al abrir el cuerpo:
    - La enfermera suele ayudar al forense sujetando o levantando partes del cuerpo para facilitar el acceso a los órganos internos.
    - En esta fase pueden tomarse muestras de fluidos, como sangre, orina o líquido cefalorraquídeo.
- Documentación:
    - A lo largo del procedimiento, la enfermera forense registra las observaciones, medidas y hallazgos en un formulario de autopsia o en un sistema electrónico.
    - Es esencial que esta documentación sea precisa y detallada, ya que puede utilizarse como prueba en investigaciones legales.
- Recogida y almacenamiento de muestras :
    - La enfermera ayuda a tomar muestras de tejido de varios órganos para su examen histológico.
    - Estas muestras se etiquetan correctamente, se almacenan en soluciones adecuadas y se envían al laboratorio para su análisis.
- Cierre del cuerpo :
    - Una vez finalizada la autopsia, la enfermera ayuda en la recuperación del cadáver, asegurándose de que sea tratado con respeto y dignidad.
- Limpieza y desinfección :
    - Después del procedimiento, es crucial limpiar y desinfectar la sala de autopsias, el instrumental y cualquier otro equipo utilizado. Esto es esencial para la seguridad y la higiene.
- Comunicación con las familias :
- En algunos casos, la enfermera forense también puede desempeñar un papel en la comunicación con las familias del fallecido, proporcionándoles información sobre el proceso de la autopsia y respondiendo a sus preocupaciones.

La autopsia, aunque a menudo se percibe como un procedimiento técnico, también es profundamente humana. La asistencia y la preparación de la enfermera garantizan no sólo que el procedimiento se lleve a cabo con rigor y precisión, sino también con el respeto y la dignidad que cada individuo merece tras la muerte.

Trabajar con el patólogo forense

La colaboración entre la enfermera y el médico forense es el núcleo de la medicina forense. Juntos forman un equipo simbiótico que garantiza que todos los aspectos del proceso se lleven a cabo con rigor, precisión e integridad. Esta colaboración se basa en el respeto mutuo de las habilidades y funciones de cada uno.

- Evaluación preliminar :
  - Antes de iniciar cualquier procedimiento, la enfermera y el patólogo forense suelen consultarse para discutir la información disponible sobre el fallecido, como las circunstancias de la muerte o el historial médico.
- Preparación para la autopsia :
  - Por lo general, la enfermera forense se encarga de preparar el cadáver y de reunir el instrumental necesario. El patólogo forense, por su parte, puede dar instrucciones específicas sobre qué examinar en detalle o qué muestras tomar.
- Procedimiento de autopsia :
  - Durante la autopsia, la comunicación constante entre los dos profesionales es esencial. La enfermera asiste al médico proporcionándole el instrumental necesario, ayudando en la manipulación de los órganos y

tomando notas detalladas de las observaciones y los procedimientos.

- Consultoría y peritaje :
  - En determinados casos complejos, el enfermero puede ofrecer una perspectiva o unos conocimientos complementarios basados en su propia experiencia y formación. Esta colaboración multidisciplinar enriquece las conclusiones y mejora la calidad de la investigación.
- Gestión de muestras :
  - La enfermera suele encargarse de recoger, etiquetar y enviar las muestras tomadas para su análisis. Una comunicación clara con el patólogo forense es crucial para garantizar que se han tomado y procesado correctamente todas las muestras necesarias.
- Documentación e informes :
  - Tras la autopsia, la enfermera y el patólogo forense suelen trabajar juntos para finalizar los informes, asegurándose de que toda la información sea completa, precisa y coherente. También pueden discutir casos particularmente complejos o inusuales para obtener perspectivas y consejos mutuos.
- Formación continua y avanzada :
  - La medicina forense es un campo en constante evolución. Las enfermeras y los forenses suelen asistir juntos a cursos de formación, talleres y conferencias para mantenerse al día de las últimas técnicas, investigaciones y mejores prácticas.
- Comunicación con partes externas :
  - En el curso de su trabajo, las enfermeras y los médicos forenses pueden verse obligados a colaborar con otros profesionales, como investigadores, abogados o familiares. Una comunicación coordinada y unificada es

35

esencial para garantizar que la información compartida sea clara y coherente.

La colaboración entre la enfermera forense y el médico forense es fundamental para garantizar la excelencia en medicina forense. Cada uno aporta una experiencia única y habilidades complementarias, lo que garantiza un tratamiento completo, respetuoso y preciso de cada caso.

Gestión de muestras y trazabilidad

La gestión y la trazabilidad de las muestras forenses son de vital importancia. Cada muestra puede tener una importancia forense crucial, y una gestión o un seguimiento deficientes pueden comprometer no sólo la integridad científica de la muestra, sino también la validez de las pruebas ante un tribunal.

- Recogida de muestras :
  - El momento en que se toma una muestra es crucial. La enfermera debe asegurarse de que las muestras se recogen según los protocolos estándar, utilizando instrumentos esterilizados y evitando cualquier contaminación.
- Etiquetado y documentación :
  - En cuanto se tome una muestra, debe etiquetarse inmediatamente con información clara: nombre del fallecido, fecha y hora de la recogida, naturaleza de la muestra e identidad de la persona que la tomó.
  - Esta etapa es crucial para garantizar la trazabilidad y la integridad de la muestra durante todo su ciclo de vida.
- Almacenamiento y conservación :
  - Dependiendo de la naturaleza de la muestra, deben respetarse unas condiciones

específicas de conservación, ya sea refrigeración, congelación o inmersión en una solución conservante. Las enfermeras deben conocer y aplicar las mejores prácticas para cada tipo de muestra.

- Sistema de vigilancia :
    - Un sistema de seguimiento eficaz es esencial. Hoy en día, muchos establecimientos utilizan sistemas electrónicos para garantizar la trazabilidad en tiempo real de cada muestra. Estos sistemas permiten saber en todo momento dónde se encuentra la muestra, quién la ha manipulado y qué análisis se han realizado.
- Transporte de muestras :
    - Si se va a enviar una muestra a un laboratorio externo para su análisis, deben seguirse unos procedimientos de transporte estrictos. Éstos incluyen el uso de un embalaje adecuado, un etiquetado claro y, si es necesario, las condiciones de almacenamiento durante el transporte.
- Análisis e interpretación :
    - Una vez que la muestra está lista para el análisis, la trazabilidad sigue siendo esencial. Los resultados de los análisis deben rastrearse correctamente hasta la muestra original y cualquier manipulación o interpretación debe documentarse cuidadosamente.
- Conservación a largo plazo :
    - En algunos casos, las muestras pueden conservarse durante largos periodos, ya sea por motivos legales o para posibles análisis futuros. Los protocolos de almacenamiento a largo plazo deben garantizar que la muestra permanezca intacta y no contaminada.

- Eliminación :
  - Cuando una muestra ya no es necesaria, debe eliminarse siguiendo protocolos específicos. Esto garantiza la seguridad, la confidencialidad y el respeto por el difunto.

La gestión y la trazabilidad de las muestras constituyen el núcleo de la integridad de la medicina forense. Al garantizar la manipulación cuidadosa y rigurosa de las muestras, la enfermera forense desempeña un papel crucial en la preservación de la verdad forense y la justicia para los fallecidos y sus familias.

Capítulo 4

INTERVENCIONES ESPECÍFICAS

Tratar con víctimas de violencia (física, sexual, etc.)

La interacción con las víctimas de la violencia es una de las responsabilidades más delicadas y cruciales para las enfermeras forenses. Estas víctimas, a menudo traumatizadas y vulnerables, necesitan ser tratadas con compasión, habilidad y sensibilidad. El papel de la enfermera va más allá de la simple recogida de pruebas; es un papel humano y empático.

- Bienvenida y fomento de la confianza :
    - El primer paso es proporcionar a la víctima un entorno seguro y acogedor. La enfermera debe establecer una relación de confianza escuchando, evitando juzgar y garantizando la confidencialidad.
- Evaluación inicial :
    - Esta etapa implica determinar la urgencia médica de las lesiones, si las hay, y asegurarse de que la víctima se encuentra físicamente estable. Es posible que se requiera atención médica urgente antes de cualquier procedimiento médico-legal.
- Entrevista forense :
    - La enfermera realiza un historial detallado de los hechos, formulando preguntas de forma abierta y neutral. Esta etapa es crucial para comprender lo sucedido y determinar qué pruebas pueden recogerse.
- Examen físico y recogida de pruebas :
    - Con el consentimiento de la víctima, la enfermera lleva a cabo un examen físico. Este examen debe realizarse con el máximo cuidado y respeto, explicando cada paso a la víctima. Las pruebas, como muestras o fotografías, se recogen con precisión.

- Prevención de las secuelas :
    - Dependiendo de la naturaleza de la violencia, pueden ser necesarias intervenciones preventivas, como la profilaxis posterior a la exposición al VIH o el tratamiento de las ITS. La enfermera también informará a la víctima de los signos y síntomas a los que debe estar atenta.
- Remisión a servicios de apoyo :
    - Las víctimas de la violencia pueden necesitar diversas formas de apoyo, como asesoramiento, grupos de apoyo y asistencia jurídica. La enfermera debe conocer los recursos disponibles y derivar a la víctima en consecuencia.
- Documentación e informe :
    - La enfermera documenta exhaustivamente todas las observaciones, declaraciones de la víctima y pruebas recogidas. Esta documentación puede ser crucial para posteriores investigaciones y procedimientos judiciales.
- Seguimiento:
    - Si es necesario, y con el consentimiento de la víctima, se pueden programar citas de seguimiento para controlar las secuelas médicas o para seguir recogiendo pruebas, por ejemplo en el caso de la violencia sexual, en el que es mejor recoger ciertas muestras al cabo de cierto tiempo.

Atender a las víctimas de la violencia es un aspecto de la medicina forense que requiere no sólo conocimientos médicos, sino también una gran dosis de humanidad. La enfermera es a menudo el primer profesional sanitario con el que se encuentra la víctima y, como tal, desempeña un papel clave en su recuperación física y emocional, al tiempo que ayuda a recopilar pruebas que pueden ser esenciales para que se haga justicia.

La enfermera
tratamiento de las muertes sospechosas

Ante una muerte sospechosa, la enfermera forense desempeña un papel fundamental. Su formación y experiencia les permiten actuar como puente entre el mundo médico y el jurídico, ayudando a dilucidar las circunstancias que rodean la muerte y ofreciendo al mismo tiempo un respeto y una dignidad inestimables al difunto.

* Evaluación inicial del cuerpo :
    * Cuando llega el cadáver, la enfermera lleva a cabo una evaluación inicial para determinar el estado del fallecido, anotar cualquier signo evidente de traumatismo u otras características relevantes y documentar cualquier observación.
* Preparación para la autopsia :
    * La enfermera prepara el cadáver para el examen post mortem. Esto puede incluir la limpieza del cadáver, la toma de fotografías preliminares y la preparación del instrumental necesario para la autopsia.
* Asistencia en la autopsia :
    * Durante la autopsia, la enfermera trabaja en estrecha colaboración con el patólogo forense, proporcionándole instrumentos, ayudando a recoger muestras y documentando las observaciones.
* Recogida de pruebas :
    * En el contexto de una muerte sospechosa, cada detalle puede ser crucial. La enfermera se asegura de que todas las muestras se tomen,

conserven y documenten correctamente, garantizando su integridad para cualquier análisis posterior o presentación ante un tribunal.
- Comunicación con los investigadores :
    - La enfermera puede tener que comunicarse directamente con la policía, proporcionando detalles médicos relevantes que puedan informar la investigación sobre la causa de la muerte.
- Gestionar las emociones y el estrés :
    - Ante una muerte sospechosa, las enfermeras pueden enfrentarse a escenas emocionalmente difíciles. Es esencial que dispongan de las herramientas y el apoyo necesarios para gestionar el estrés y el impacto emocional de su trabajo.
- Educación y formación continua :
    - Dado que las técnicas forenses y los métodos de investigación evolucionan constantemente, las enfermeras deben mantenerse al corriente de los últimos avances, asistiendo a cursos de formación periódicos y manteniéndose al día de las mejores prácticas.
- Comunicación con las familias :
    - En algunos casos, se   puede pedir a las enfermeras que proporcionen información a las familias en duelo, respetando los límites de confidencialidad y los protocolos establecidos.

Una muerte sospechosa conlleva su cuota de misterio, dolor e incertidumbre. Para la enfermera forense, significa navegar por este complejo paisaje con habilidad, compasión e integridad, desempeñando un papel esencial en la búsqueda de la verdad y la justicia al tiempo que honra la dignidad de los que han muerto.

Aspectos específicos de la atención niños y personas vulnerables

Las enfermeras forenses que tratan con niños o personas vulnerables, ya sean ancianos, discapacitados u otras poblaciones frágiles, deben demostrar especial cuidado, empatía y destreza. Estas personas suelen ser más propensas a sufrir daños, tienen menos capacidad para denunciarlos y requieren cuidados adaptados a sus necesidades específicas.

- Comunicación adaptada :
  - Es esencial establecer un método de comunicación que tenga en cuenta las capacidades cognitivas y emocionales de la persona. Con los niños, esto puede significar utilizar un lenguaje simplificado o ayudas visuales. Para las personas discapacitadas, puede significar utilizar métodos alternativos de comunicación.
- Ambiente tranquilizador:
  - El entorno forense puede resultar intimidatorio. Crear un entorno seguro, quizás con juguetes para los niños u objetos familiares para los ancianos, puede ayudar a reducir la ansiedad.
- Exploración física adecuada :
  - Examinar a un niño o a una persona vulnerable puede requerir técnicas específicas o paciencia extra. Es crucial asegurarse de que la persona se siente segura y comprendida.
- Reconocer los signos de trauma :
  - Los niños y las personas vulnerables pueden mostrar signos de trauma de diferentes maneras. Las enfermeras deben estar formadas para reconocer estos signos sutiles y apropiados.

- Trabajar con departamentos especializados:
  - A menudo, pueden intervenir otros profesionales, como trabajadores sociales, psicólogos o abogados. Una colaboración eficaz es esencial para garantizar el bienestar del individuo.
- Documentación precisa :
  - Cuando se trata de poblaciones vulnerables, la documentación precisa es crucial. Puede incluir detalles sobre cómo se recopiló la información, los testigos presentes y las medidas adoptadas para garantizar la comodidad de la persona.
- Educar a las familias y a los cuidadores:
  - Las familias y los cuidadores desempeñan un papel vital en el apoyo a las personas vulnerables. Informarles y educarles sobre qué esperar, los signos de trauma y los recursos disponibles es vital.
- Respeto y dignidad :
  - Más allá de todas las técnicas y habilidades, es fundamental tratar a cada individuo, sea cual sea su capacidad o edad, con el máximo respeto y dignidad.

Atender a niños y personas vulnerables en medicina forense es un reto a la vez gratificante y complejo. Las enfermeras deben equilibrar constantemente la necesidad de obtener información forense precisa con la de proporcionar cuidados compasivos y adecuados a personas que a menudo se encuentran en situaciones de gran angustia.

Capítulo 5

TÉCNICAS FORENSES

Retiradas y análisis toxicológicos

En medicina forense, las muestras y los análisis toxicológicos desempeñan un papel crucial. Pueden ayudar a determinar la causa de la muerte, establecer la presencia de sustancias en el organismo de una víctima o sospechoso, o aportar pruebas en casos criminales. Las enfermeras, en colaboración con otros profesionales sanitarios, participan a menudo en este delicado proceso.

- Antecedentes de los análisis toxicológicos :
    - Las muestras toxicológicas pueden solicitarse por diversos motivos, como sospechas de envenenamiento, sobredosis, conducción bajo los efectos de drogas o exposición a agentes tóxicos.
- Tipos de muestras :
    - **Sangre**: la muestra más común que se toma para determinar la presencia y concentración de sustancias.
    - **Orina**: útil para detectar la presencia de drogas o sus metabolitos.
    - **Cabello**: puede indicar una exposición prolongada o el consumo de drogas durante un periodo prolongado.
    - **Saliva: cada vez más** utilizada para pruebas rápidas de detección.
    - **Tejido orgánico: en el** caso de las autopsias, para buscar toxinas o metabolitos específicos.
- Protocolo de muestreo :
    - La higiene es esencial para evitar la contaminación. El personal de enfermería debe utilizar guantes estériles y asegurarse de que los recipientes están correctamente sellados y etiquetados.
    - La trazabilidad es esencial. Cada muestra debe estar correctamente etiquetada con detalles

como el nombre, la fecha, la hora y el lugar del muestreo.
- Transporte y almacenamiento :
  - Las muestras deben conservarse a la temperatura adecuada y transportarse rápidamente al laboratorio para su análisis. El cumplimiento de los protocolos garantiza la integridad de la muestra.
- Interpretación de los resultados :
  - La presencia de una sustancia no significa necesariamente que sea la causa de un síntoma o de la muerte. Es crucial conocer los niveles terapéuticos, tóxicos y letales. Las enfermeras también deben ser conscientes de las posibles interacciones entre diferentes fármacos o sustancias.
- Ética y confidencialidad :
  - Como en todos los procedimientos médicos, debe respetarse la ética. Debe obtenerse el permiso (salvo en determinadas circunstancias legales) y mantenerse la confidencialidad de los resultados.
- Comunicación con otros profesionales :
  - Es posible que la enfermera tenga que comunicar los resultados a científicos forenses, investigadores u otros profesionales sanitarios. Es esencial comprender claramente el contexto y las implicaciones de los resultados.

Las muestras y los análisis toxicológicos son herramientas poderosas en el mundo de la medicina forense. Pueden revelar verdades ocultas, arrojar luz sobre misterios médicos o proporcionar pruebas inestimables en procesos judiciales. Para los enfermeros, la competencia, la precisión y la integridad son fundamentales en este proceso.

La importancia de
la cadena de custodia de las pruebas

La cadena de custodia es un elemento esencial en el ámbito forense. Garantiza la integridad, la trazabilidad y la credibilidad de las pruebas recogidas, asegurando que puedan utilizarse con confianza en los procedimientos judiciales.

- Definición de la cadena de custodia :
  - La cadena de custodia es un proceso que documenta la posesión, transferencia, manipulación y almacenamiento de pruebas, desde el momento en que se recogen hasta que se presentan ante un tribunal o se eliminan.
- Garantizar la integridad de las pruebas :
  - Para que las pruebas sean admisibles ante un tribunal, debe demostrarse que no han sido alteradas, contaminadas o falsificadas en modo alguno. Una cadena de custodia bien documentada es una garantía de que las pruebas se han manejado con el máximo cuidado.
- Evitar controversias legales:
  - Una cadena de custodia rota o mal documentada puede llevar a cuestionar la validez de las pruebas. Esto puede llevar a la exclusión de pruebas de un juicio o, en algunos casos, a la anulación de una condena.
- Responsabilidad y papel de la enfermera :
  - Las enfermeras desempeñan un papel clave en el mantenimiento de la cadena de custodia, sobre todo cuando se recogen muestras biológicas u otras pruebas médicas. La documentación precisa, el almacenamiento

seguro y la entrega correcta de las muestras son cruciales.

- Protocolos normalizados :
  - Para garantizar una cadena de custodia uniforme y fiable, deben establecerse protocolos estandarizados. Esto incluye el uso de envases precintados, etiquetas de identificación y formularios de documentación adecuados.
- Trazabilidad :
  - Cada vez que una prueba se transfiere de una persona a otra o se manipula, esto debe quedar debidamente registrado. Esta trazabilidad garantiza que se pueda seguir el historial completo de la manipulación de una prueba.
- Formación y sensibilización :
  - Los profesionales implicados en la recogida, el procesamiento o la gestión de pruebas deben recibir una formación adecuada sobre la importancia de la cadena de custodia. Esto garantiza que se minimicen los errores y se sigan los protocolos.
- Consecuencias de la ruptura de la cadena de custodia :
  - Más allá de las implicaciones legales, una cadena de custodia rota puede conducir a una pérdida de confianza en el sistema legal, a una identificación errónea y, en algunos casos, a la injusticia para los implicados.

La cadena de custodia de las pruebas es algo más que un proceso administrativo: es el fundamento de la integridad judicial. Para la enfermera forense, comprender y respetar esta cadena no es sólo una responsabilidad profesional, sino también un deber ético para con la justicia y la verdad.

Avances tecnológicos : ADN, imágenes, etc.

La ciencia forense, como muchos otros campos médicos, se ha visto profundamente transformada por los avances tecnológicos. Estas innovaciones han aumentado la precisión, la eficacia y la fiabilidad de los análisis, ofreciendo oportunidades sin precedentes para resolver casos jurídicos complejos y comprender mejor las circunstancias que rodean una muerte o un traumatismo.

- Análisis de ADN :
    - **Introducción e impacto**: La identificación por ADN ha revolucionado la resolución de crímenes. Permite una identificación precisa a partir de muestras biológicas minúsculas, lo que hace posible resolver casos sin resolver que se remontan a décadas atrás.
    - **Técnicas avanzadas**: Métodos como la secuenciación de nueva generación permiten analizar muestras de ADN degradadas o mezcladas, lo que aumenta las posibilidades de obtener un perfil genético utilizable.
    - **Límites y ética**: Aunque el ADN es una herramienta poderosa, también plantea cuestiones éticas sobre la privacidad, el almacenamiento de datos y los derechos humanos.
- Imágenes médicas en medicina forense :
    - **Tomografía computarizada (TC)**: Proporciona una imagen detallada en 3D de los órganos internos, a menudo utilizada para determinar la causa de la muerte sin necesidad de una autopsia invasiva.
    - **Resonancia magnética (RM)**: Se utiliza para visualizar los tejidos blandos y puede ayudar a

identificar traumatismos o patologías específicas.

- **Radiografía**: Aunque se trata de una técnica más antigua, sigue siendo inestimable para visualizar fracturas, objetos extraños o lesiones óseas.
- Tecnologías de identificación digital :
  - **Reconocimiento facial**: Aunque controvertida, esta tecnología puede ayudar a identificar a víctimas o sospechosos a partir de imágenes o fotos de CCTV.
  - **Huellas dactilares digitalizadas**: El uso de escáneres de alta resolución permite analizar las huellas dactilares con rapidez y precisión, lo que facilita las coincidencias en las bases de datos.
- Toxicología moderna :
  - Con el desarrollo de la espectrometría de masas y otras técnicas avanzadas, los laboratorios pueden ahora detectar concentraciones extremadamente bajas de sustancias, incluidas las drogas sintéticas que han aparecido recientemente en el mercado.
- Aplicaciones digitales y software :
  - Los programas informáticos de modelización pueden ayudar a reconstruir las escenas del crimen o las trayectorias de las balas. Además, las bases de datos centralizadas permiten compartir y analizar rápidamente la información, lo que acelera las investigaciones.
- Impresión 3D en medicina forense:
  - Las impresoras 3D pueden utilizarse para crear réplicas de huesos, armas u otras pruebas, lo que facilita su visualización y análisis.
- Retos y precauciones :
  - A pesar de sus ventajas, estas tecnologías no son infalibles. Los errores, ya sean debidos a

problemas técnicos o humanos o a la contaminación, pueden tener graves consecuencias jurídicas. Además, existen cuestiones éticas y jurídicas en torno a la privacidad, la conservación de datos y el consentimiento.

Los avances tecnológicos en medicina forense ofrecen oportunidades apasionantes a los profesionales de este campo, incluidas las enfermeras. Sin embargo, estas oportunidades van acompañadas de responsabilidades, que exigen una formación continua, conciencia ética y un riguroso cumplimiento de los protocolos estandarizados.

Capítulo 6

ASPECTOS PSICOLÓGICO Y ÉTICO

Apoye familias en duelo

En el corazón de la medicina forense, más allá de los procedimientos técnicos, los análisis y los informes, está el elemento humano. La enfermera forense es a menudo uno de los primeros profesionales sanitarios que interactúa con las familias en duelo. Este apoyo, que combina sensibilidad, profesionalidad y ética, es esencial para ayudar a los seres queridos a superar este doloroso periodo.

- Comprender el proceso de duelo :
  - El duelo es una respuesta natural a la pérdida, pero no tiene una cronología fija ni una manifestación uniforme. Cada persona, cada familia, atraviesa el duelo a su manera.
- La primera reunión :
  - Los primeros momentos de contacto con una familia en duelo son cruciales. El enfoque debe ser de empatía, respeto y sinceridad. El tono de voz, la elección de las palabras y el lenguaje corporal desempeñan un papel esencial en la creación de un espacio seguro y respetuoso.
- Comunicación clara y transparente:
  - Las familias buscan respuestas. Aunque puede haber información que no pueda o no deba compartirse inmediatamente, es importante ser lo más transparente y directo posible, sin dejar de ser sensible.
- Respetar los rituales culturales y religiosos :
  - Cada cultura y religión tiene sus propios ritos y costumbres en torno a la muerte. Es esencial conocerlos, respetarlos e incorporarlos en la medida de lo posible a las interacciones y los procedimientos.

- Derivación a recursos especializados :
  - Los enfermeros por sí solos no pueden satisfacer todas las necesidades de una familia en duelo. Por ello, es crucial saber a qué organizaciones y profesionales especializados (psicólogos, asesores en duelo, grupos de apoyo) remitir a las familias.
- Gestión de las emociones personales :
  - Apoyar a las familias en duelo es emocionalmente exigente. Las enfermeras también deben cuidar de sí mismas, buscar apoyo si es necesario y reconocer cuándo necesitan dar un paso atrás.
- Mantener la confidencialidad :
  - La discreción es fundamental. Los detalles de las circunstancias que rodean una muerte o un caso judicial deben permanecer confidenciales, a menos que sea legal o éticamente necesario compartirlos.
- El resto del proceso :
  - Incluso después del primer encuentro, el apoyo puede continuar. Ya sea para compartir los resultados de las pruebas, responder a preguntas posteriores o simplemente ofrecer apoyo continuo, la enfermera sigue siendo un pilar para la familia.

El apoyo a las familias en duelo es un aspecto de la medicina forense que a menudo se subestima. Sin embargo, para muchas familias, la enfermera puede ser un faro en la tormenta, una presencia tranquilizadora y profesional, que guíe a sus seres queridos a través de uno de los periodos más difíciles de sus vidas.

Gestión del estrés
y preservar la salud mental

La profesión de enfermera forense implica retos emocionales, psicológicos y a veces incluso físicos únicos. Enfrentadas regularmente a la muerte, el sufrimiento y la angustia de las familias, estas profesionales están sometidas a un estrés considerable. Es imperativo que dispongan de las herramientas y los recursos necesarios para gestionar este estrés y preservar su salud mental.

- Reconocer los signos :
    - Los primeros síntomas de estrés o agotamiento pueden ser sutiles: irritabilidad, fatiga, insomnio, sensación de aislamiento o ansiedad. Reconocer estos signos es el primer paso para afrontarlos.
- Establecimiento de fronteras :
    - Aunque la compasión y la empatía son esenciales en esta profesión, también es importante saber poner límites. Esto garantiza un equilibrio entre la vida profesional y personal, evitando la sobrecarga emocional.
- Desarrollar técnicas de relajación :
    - Ya sea meditación, yoga, respiración profunda o cualquier otra técnica, estos métodos pueden ayudarle a volver a centrarse, reducir la ansiedad y controlar el estrés cotidiano.
- Búsqueda de apoyo profesional :
    - No hay que avergonzarse por pedir ayuda. La terapia o el asesoramiento pueden ofrecer estrategias para gestionar el estrés, afrontar los traumas y prevenir el agotamiento.
- Establezca una red de apoyo :
    - Colegas, amigos, familiares o grupos de apoyo especializados pueden prestar oídos atentos,

compartir experiencias y ofrecer diferentes perspectivas.

- Cuidarse físicamente:
  - Una dieta equilibrada, ejercicio regular y dormir lo suficiente son esenciales para controlar el estrés y mantener una buena salud mental.
- Ritualizar el final del día:
  - Puede ser útil tener un ritual para marcar el final de la jornada laboral y la transición a la vida personal, ya sea un paseo, un momento de lectura o cualquier otra actividad relajante.
- Formación continua y supervisión :
  - Participar en talleres o cursos de formación sobre gestión del estrés o salud mental puede ser beneficioso. Las sesiones de supervisión también ofrecen un espacio seguro para hablar de los retos profesionales.
- Tomar descansos:
  - Si es posible, tómese un tiempo durante el día para descansar. Es más, tomarse unas vacaciones o un tiempo libre puede ayudarle a recargar las pilas y evitar el agotamiento.
- Reconocer sus límites:
  - Es crucial admitir cuándo se siente abrumado y hablar con un supervisor o colega. A veces un simple ajuste de responsabilidades puede marcar la diferencia.

Gestionar el estrés y mantener la salud mental no son signos de debilidad, sino de fortaleza. Para una enfermera forense, esto garantiza no sólo su propia salud y bienestar, sino también la calidad de los cuidados y el apoyo que ofrece a los demás.

Dilemas éticos en medicina forense

En la medicina forense, la ciencia y la justicia se entrecruzan, dando lugar a una serie de dilemas éticos únicos. Como pivote entre estos dos mundos, las enfermeras se enfrentan regularmente a cuestiones éticas complejas. Es esencial abordarlas con reflexión, integridad y respeto.

- Conflicto entre justicia y cuidados :
  - Las enfermeras están formadas ante todo para prestar cuidados. Pero en medicina forense, la búsqueda de la verdad judicial puede entrar a veces en conflicto con el imperativo de proporcionar cuidados. ¿Cómo pueden conciliarse estas dos responsabilidades?
- Confidencialidad frente a divulgación :
  - La protección de la información médica es un pilar de la ética médica. Sin embargo, en medicina forense, ciertos elementos pueden ser exigidos por los tribunales. ¿Cuándo y cómo debe revelarse esta información, y en qué medida?
- El consentimiento en un contexto judicial :
  - Los procedimientos legales pueden requerir la realización de exámenes o la toma de muestras. ¿Cómo podemos asegurarnos de que el paciente o su familia dan su consentimiento informado, especialmente cuando están en estado de shock o de duelo?
- Trato a los presos y derechos humanos :
  - Al realizar reconocimientos médicos a detenidos o sospechosos, ¿cómo pueden las enfermeras garantizar un trato ético, especialmente en contextos en los que los

derechos humanos podrían verse comprometidos?

- Imparcialidad y parcialidad :
    - Las enfermeras deben permanecer neutrales, pero los prejuicios inconscientes pueden influir en las observaciones y las decisiones. ¿Cómo puede garantizarse una imparcialidad constante?
- Interacciones con la familia :
    - En situaciones de autopsia o de muerte sospechosa, las familias pueden sentirse angustiadas e incluso enfadadas. ¿Cómo navegar entre las necesidades emocionales de los seres queridos y las exigencias del proceso legal?
- Decisión de autopsia contra la voluntad religiosa o cultural :
    - Algunas culturas y religiones tienen reservas o prohibiciones sobre las autopsias. ¿Cómo pueden respetarse estas creencias al tiempo que se garantiza el cumplimiento de los requisitos legales y médicos?
- Tecnologías emergentes y consentimiento :
    - Con los avances en tecnologías como la secuenciación genómica, surgen nuevas cuestiones éticas. ¿Cómo podemos asegurarnos de que los pacientes entienden las implicaciones de estas pruebas?
- Formación y aprendizaje sobre los cuerpos :
    - La utilización de cadáveres para la formación o la investigación es crucial, pero también plantea cuestiones éticas. ¿Cómo podemos garantizar el respeto a los fallecidos y a sus familias?
- Manejo de fallos o errores :
    - En medicina forense, un error puede tener importantes consecuencias jurídicas. ¿Cómo gestionar estas situaciones, asumir la

responsabilidad y garantizar que se haga justicia?

Los dilemas éticos en medicina forense exigen una profunda reflexión, respeto por los derechos de las personas y un compromiso constante con la integridad. Para la enfermera, representan tanto un reto como una oportunidad para reforzar la confianza del público en el sistema judicial y médico.

Capítulo 7

ESTUDIOS
DE CASO
Y
RETROALIMENTACIÓN

Análisis de casos reales: lecciones aprendidas

El análisis de casos forenses reales ofrece una valiosa oportunidad de aprendizaje. No sólo le permite comprender los matices de las situaciones reales, sino que también proporciona lecciones esenciales para mejorar la práctica. Aunque cada caso es único, a menudo ofrecen lecciones comunes.

- **El caso de un muestreo inadecuado** :
- Durante una autopsia, una toma de muestras inadecuada comprometió los resultados toxicológicos, obstaculizando el proceso judicial.
  - **Lección**: El rigor y la precisión en la recogida de muestras son cruciales. La formación continua y la actualización de las competencias garantizan la fiabilidad de los procedimientos.

- **Muerte debida a una enfermedad rara:**
- Una mujer murió repentinamente y la autopsia inicial no reveló la causa. Sin embargo, una cuidadosa revisión de los antecedentes familiares reveló una rara cardiopatía hereditaria.
  - **Lección**: La importancia de una historia clínica completa y del análisis de los antecedentes familiares. La información no médica puede ser tan vital como los datos clínicos.

- **Identificación errónea del cadáver** :
- Dos víctimas de un accidente de tráfico han sido identificadas incorrectamente, lo que ha causado una inmensa angustia a sus familias.
  - **Lección**: Los procedimientos de identificación deben ser meticulosos y polifacéticos, incorporando métodos como las impresiones

64

dentales, el ADN y la identificación visual por parte de los familiares.

- **La angustia de una familia desinformada** :
- Se realizó   una autopsia sin informar plenamente a la familia de los detalles, lo que provocó un abuso de confianza.
  - **Lección**: La comunicación transparente y empática con las familias es esencial. El respeto de sus sentimientos y derechos es primordial.

- **Un error de juicio ante los signos de violencia:**
- Un individuo fallecido presentaba contusiones leves, inicialmente descartadas como benignas. Investigaciones posteriores revelaron una causa violenta.
  - **Lección**: Hay que actuar con cautela, incluso ante signos sutiles. Cada marca o lesión debe examinarse y documentarse cuidadosamente.

- **Falta de colaboración interdisciplinar** :
- En un caso complejo de posible envenenamiento, la falta de comunicación entre los expertos retrasó la resolución.
  - **Lección**: La medicina forense es un esfuerzo de colaboración. La comunicación abierta entre enfermeros, forenses, toxicólogos y otros especialistas es crucial.

- **Descuido del seguimiento psicológico** :
- Tras verse expuesta a una serie de incidentes traumáticos,   una enfermera desarrolló un trastorno de estrés postraumático.
  - **Lección**: La salud mental de los profesionales forenses es primordial. El apoyo psicológico debe integrarse en el marco profesional.

65

El análisis de estos casos pone de relieve la complejidad y la responsabilidad inherentes a la medicina forense. Aprendiendo de cada situación, los profesionales pueden perfeccionar continuamente sus habilidades, garantizando la máxima calidad de servicio a la justicia, a los fallecidos y a sus familias.

Errores que debe evitar

La medicina forense, como puente entre la medicina y la justicia, es un ámbito en el que los errores pueden tener profundas consecuencias, no sólo para las familias de los fallecidos, sino también para los procedimientos judiciales. He aquí una lista de errores comunes que deben evitarse, junto con recomendaciones para garantizar una práctica ética y profesional.

- Descuido   de la documentación :
    - Toda la información, por insignificante que sea,   debe registrarse con precisión.
    - Recomendación: Utilice una lista de comprobación para asegurarse de que se documentan todos los pasos.
- Incumplimiento de los protocolos de higiene :
    - Incluso bajo presión, deben respetarse los protocolos sanitarios.
    - Recomendación: Revise y actualice periódicamente la formación sobre buenas prácticas de higiene.
- Comunicar los resultados antes de tiempo:
    - Facilitar información antes de que se hayan completado   todos los análisis puede resultar engañoso.

- Recomendación: Asegúrese de que todos los resultados se finalizan y revisan antes de comunicarlos.
- Ignorar o minimizar la importancia de la cadena de custodia de las pruebas :
    - Cualquier interrupción puede poner en duda la validez de las muestras.
    - Recomendación: Siga estrictamente los procedimientos y documente cada paso de la cadena.
- Confíe exclusivamente en su experiencia personal en lugar de en los protocolos establecidos:
    - La experiencia es valiosa, pero no sustituye a los procedimientos estándar.
    - Recomendación: Fomentar una cultura de respeto de los protocolos al tiempo que se valora la experiencia.
- Descuidar el bienestar emocional de sus seres queridos:
    - Las familias suelen estar de luto y necesitan una comunicación empática.
    - Recomendación: Ofrezca formación sobre comunicación compasiva a su equipo.
- Subestimar el impacto emocional sobre usted mismo:
    - Ignorar su propio bienestar puede llevarle al agotamiento.
    - Recomendación: Incorporar evaluaciones regulares del bienestar y ofrecer apoyo psicológico.
- Falta de actualizaciones y de formación continua:
    - La medicina forense evoluciona constantemente, sobre todo con los avances tecnológicos.
    - Recomendación: Fomentar la formación continua para mantenerse al día.

- Sacar conclusiones precipitadas sin pruebas concretas:
    - Una conclusión precipitada puede distorsionar la verdad.
    - Recomendación: Aborde cada caso con una mentalidad abierta y basada en los hechos.
- Descuidar la colaboración interdisciplinar :
    - La medicina forense requiere la pericia de varios profesionales.
    - Recomendación: Facilitar y fomentar la colaboración entre los distintos expertos.
- No reconocer sus propios límites:
    - Nadie es infalible; es crucial saber cuándo pedir ayuda o una segunda opinión.
    - Recomendación: Cultive una cultura de humildad y colaboración dentro del equipo.

Al evitar estos errores, la enfermera forense puede garantizar una práctica respetuosa y profesional al servicio de la justicia y la verdad.

Testimonios de enfermeras expertos en medicina forense

Nota: Los siguientes testimonios son ficticios, pero pretenden ilustrar la diversidad y la profundidad de la experiencia de las enfermeras forenses.

Camille, 10 años de experiencia :
"Para mí, la ciencia forense es mucho más que un trabajo; es una vocación. Cada caso me recuerda la importancia de nuestro papel, no sólo en la búsqueda de la verdad, sino también en el apoyo a las familias en duelo. Una vez, tras una autopsia especialmente delicada, pasé una hora con la familia, respondiendo a sus preguntas y ayudándoles a

encontrar algo de paz. Son estos momentos los que dan un sentido profundo a mi trabajo".

Khaled, 15 años de experiencia :

"Recuerdo un caso en el que las pistas iniciales parecían claras, pero algo me decía que podíamos haber pasado algo por alto. Tras volver a realizar las pruebas y pedir consejo a un colega, descubrimos una rara anomalía genética. Esto no sólo arrojó luz sobre la causa de la muerte, sino que permitió a la familia hacerse las pruebas y tomar medidas preventivas. El rigor y la perseverancia son esenciales en esta profesión".

Elena, 7 años de experiencia :

"De lo que mucha gente no se da cuenta es del peso emocional que llevamos. Sí, estamos formados para ello, pero cada caso, cada cuerpo tiene una historia, una familia. Es un reto constante navegar entre nuestro deber profesional y nuestra humanidad. Afortunadamente, tengo un equipo increíble a mi alrededor y nos apoyamos mutuamente en los días más difíciles."

Raj, 20 años de experiencia:

"Con los avances tecnológicos, nuestro campo ha evolucionado enormemente. Lo que antes era un procedimiento que duraba varios días ahora puede hacerse en unas horas gracias a la tecnología. Sin embargo, el aspecto más gratificante para mí sigue siendo la colaboración con mis colegas. Juntos, combinamos nuestros conocimientos y experiencia para resolver los enigmas más complejos."

Léa, 5 años de experiencia :

"Entré en la medicina forense después de trabajar en cuidados intensivos. La transición fue un shock, pero enseguida comprendí la importancia de nuestro papel. Todas las víctimas merecen justicia y dignidad, y eso es lo que nos esforzamos por proporcionarles, día tras día. Y aunque algunos días son más duros que otros, sé que estoy contribuyendo a algo mucho más grande que yo misma".

Estos relatos de ficción pretenden poner de relieve los retos, las recompensas y la pasión que impulsan a las enfermeras forenses. Cada caso tiene sus propios misterios que resolver, familias a las que consolar y verdades que descubrir.

Capítulo 8

LA
RELACIÓN
CROSS-INDUSTRY

Trabajar con la policía y los investigadores

La interacción entre el personal médico y la policía es un aspecto esencial de la medicina forense. Cuando se lleva a cabo correctamente, esta colaboración no sólo arroja luz sobre las circunstancias de una muerte o una agresión, sino que también aporta justicia a la víctima y respuestas a sus familiares. Como miembro clave del equipo forense, la enfermera desempeña un papel fundamental en esta alianza.

1. Comunicación interprofesional :
Una de las habilidades clave para una enfermera forense es la capacidad de comunicarse eficazmente con la policía y los investigadores. Esto significa transmitir información médica compleja de forma comprensible para quienes no tienen formación médica, asegurándose al mismo tiempo de que no se pierdan detalles cruciales.

2. Recogida de pruebas :
En muchos casos, el enfermero puede ser el primer profesional médico que examine a una víctima viva, por ejemplo en casos de violencia sexual. Por ello, es esencial que sepan cómo recoger, conservar y documentar las pruebas físicas que puedan utilizarse en una investigación o un juicio.

3. Escenas del crimen :
A veces se llama a la enfermera a la escena de un crimen para que ayude a evaluar y preservar las pruebas médicas. En estas situaciones, es crucial comprender los protocolos de investigación para no comprometer las pruebas.

4. Testimonio de expertos :
Una enfermera especializada puede ser llamada a declarar ante un tribunal como experta, compartiendo sus observaciones y hallazgos médicos para ayudar al jurado o al juez a comprender los elementos médicos de un caso.

5. Formación continua :

Los investigadores y la policía pueden no estar familiarizados con las últimas técnicas o descubrimientos médicos. Los enfermeros pueden organizar o participar en seminarios y cursos de formación para las fuerzas del orden, garantizando una comprensión mutua y actualizada de los procedimientos y conocimientos.

6. Respeto y confianza mutuos :

La relación entre la enfermera y los investigadores se basa en la confianza. Es esencial que cada parte comprenda y respete el papel y la experiencia de la otra para garantizar una colaboración fructífera.

7. Gestión de las emociones :

Las escenas del crimen y los casos forenses pueden tener una gran carga emocional. Las enfermeras, al igual que los investigadores, deben saber gestionar sus emociones para seguir siendo objetivas y profesionales.

La colaboración entre la enfermera forense, la policía y los investigadores es crucial para la búsqueda de la verdad. Juntos forman un equipo muy unido cuyo objetivo es aportar justicia y claridad a los casos más oscuros y complejos.

Trabajar con psicólogos, psiquiatras y trabajadores sociales

La medicina forense, con sus matices complejos y a menudo emocionales, requiere un enfoque colaborativo. Si bien las enfermeras, los médicos forenses y la policía desempeñan papeles cruciales, el apoyo de psicólogos, psiquiatras y trabajadores sociales es igualmente vital para garantizar una atención holística a todos los implicados, ya sean las víctimas, sus familias o incluso el personal médico.

1. Apoyo a las víctimas :
   - **Enfoque psicosocial**: Tras un trauma, la víctima puede necesitar ayuda para superar el choque emocional. Los trabajadores sociales pueden proporcionar apoyo inmediato, elaborar un plan de intervención y remitir a la víctima a los servicios adecuados.
   - **Evaluación psiquiátrica**: En algunos casos, la víctima puede presentar síntomas que requieran una evaluación psiquiátrica, ya sea por trastorno de estrés postraumático, tendencias suicidas u otras afecciones.
   - **Terapia continua**: Un psicólogo o psiquiatra puede proporcionar terapia a largo plazo para ayudar a la víctima a superar el trauma.
2. Apoyo a las familias :
   - **Apoyo en el duelo**: los trabajadores sociales pueden guiar a las familias en las primeras etapas del duelo, ayudándoles a comprender y gestionar sus emociones.
   - **Derivación a grupos de apoyo**: Las familias pueden beneficiarse de grupos de apoyo donde compartir sus experiencias y sentirse menos aisladas.
   - **Intervención en conflictos**: Pueden surgir tensiones en las familias tras una muerte o un trauma. Un psicólogo o un trabajador social pueden intervenir para aliviar estas tensiones.
3. Apoyo al personal médico :
   - **Gestión del estrés: Al** enfrentarse a situaciones emocionalmente cargadas, el personal médico puede sentirse estresado, cansado o incluso quemado. Las sesiones regulares con un psicólogo o los talleres de gestión del estrés pueden ayudar.
   - **Debriefing tras casos difíciles**: Tras un caso especialmente problemático, una sesión de debriefing con un psicólogo puede ayudar al personal a

procesar sus emociones y encontrar estrategias para seguir adelante.

- **Consultas psiquiátricas**: En situaciones extremas, algunos profesionales pueden requerir una evaluación psiquiátrica y un seguimiento para garantizar su bienestar mental.

4. Colaboración y formación interprofesional :

- **Formación conjunta**: Las sesiones de formación en las que enfermeros, médicos forenses, trabajadores sociales, psicólogos y psiquiatras aprenden juntos pueden reforzar la colaboración y garantizar una mejor comprensión de las funciones de cada uno.
- **Estudios de casos multidisciplinares**: Discutir regularmente los casos desde distintos ángulos profesionales puede enriquecer la atención global a las víctimas y sus familias.

En medicina forense, la colaboración interdisciplinar es esencial para garantizar una atención integral y respetuosa. Cada profesional aporta una experiencia única que, cuando se combina, proporciona una sólida red de apoyo e intervención para todos los implicados.

Interacción con los abogados y el sistema judicial

En la encrucijada entre la medicina y la ley, la enfermera forense desempeña un papel esencial, que inevitablemente implica la interacción con el mundo jurídico. Esta colaboración garantiza que las pruebas médicas se utilicen correctamente en los procedimientos judiciales y que se haga justicia con equidad.

1. Preparar testimonios :

- **Comprender las expectativas legales**: Las enfermeras deben estar preparadas para explicar sus hallazgos de forma comprensible para un público legal, sin dejar de ser médicamente precisas.

- **Simulación de** testimonio: Trabajar con abogados para practicar la prestación de testimonio puede ayudarle a prepararse para la presión de la sala del tribunal.

2. El papel del perito :

- **Presentación de pruebas**: Es posible que se pida a la enfermera que presente pruebas médicas, como informes o muestras de autopsias, y que explique su relevancia.

- **Responder a las preguntas**: Las habilidades comunicativas son esenciales para responder a las preguntas de los abogados de la defensa y de la acusación, a menudo en situaciones tensas.

3. Navegar por el sistema jurídico :

- **Comprender el proceso judicial**: Es crucial entender cómo funciona el sistema, desde las primeras vistas hasta el juicio, para poder interactuar mejor con los abogados y el tribunal.

- **Cumplimiento de los procedimientos legales**: Las enfermeras deben conocer y cumplir los protocolos de presentación de pruebas, conservación de muestras y testificación.

4. Confidencialidad y ética :

- **Protección de la información sensible**: Las enfermeras deben asegurarse de que toda la información médica permanezca confidencial, excepto cuando sea necesaria para un procedimiento legal.

- **Integridad profesional**: Es esencial ser honesto y transparente, evitando cualquier sesgo o parcialidad en la presentación de pruebas o testimonios.

5. Trabajar con abogados :

- **Preparación conjunta**: Las conversaciones previas con los abogados ayudan a aclarar el papel de la enfermera en el juicio y a anticiparse a cualquier pregunta.

- **Formación continua**: Organice sesiones de formación con abogados para que comprendan mejor las implicaciones jurídicas de las pruebas y los testimonios médicos.

6. Gestión de la presión :

- **Apoyo emocional**: Las interacciones con el sistema jurídico pueden ser estresantes. Encontrar formas de gestionar este estrés, como la meditación o la consulta a profesionales de la salud mental, puede ser beneficioso.
- **Manténgase al día**: Las leyes y los procedimientos cambian. La formación continua es esencial para mantenerse informado y ser eficaz en esta función interdisciplinar.

La interacción con los abogados y el sistema judicial es una dimensión crucial del trabajo de la enfermera forense. Navegando hábilmente por esta interfaz, la enfermera contribuye a garantizar que la medicina y la justicia trabajen juntas sin fisuras, en beneficio de toda la sociedad.

Capítulo 9

ASPECTOS MÉDICO-LEGALES EN CONTEXTOS ESPECÍFICOS

La medicina forense en su contexto catástrofes naturales o actos terroristas

En situaciones excepcionales, como catástrofes naturales o actos de terrorismo, la medicina forense se enfrenta a inmensos retos a menudo imprevisibles y urgentes. Estos trágicos sucesos exigen una coordinación sin fisuras entre distintos sectores profesionales para identificar a las víctimas, prestar apoyo a sus familias y contribuir a las investigaciones.

1. La gestión de la escena dramática :
   * **Asegurar el lugar**: Tras un acto terrorista o una catástrofe natural, es vital asegurar la zona antes de llevar a cabo cualquier procedimiento forense.
   * **Clasificación inicial**: Con un elevado número de víctimas, es crucial clasificar los cadáveres rápidamente, tomar muestras y documentar la escena.
2. Identificación de la víctima :
   * **Desafíos logísticos**: Las grandes catástrofes pueden provocar un gran número de muertes, lo que requiere una organización meticulosa para gestionar la identificación.
   * **Uso de la tecnología**: el ADN, las huellas dentales y otros métodos se utilizan para identificar con precisión a las víctimas cuando la identificación visual no es posible.
3. Colaboración entre agencias :
   * **Comunicación constante**: En estas situaciones, las enfermeras forenses tienen que trabajar en estrecha colaboración con otros profesionales, como la policía, los bomberos, los servicios de emergencia y los organismos gubernamentales.

- **Centros de coordinación**: Se pueden crear centros específicos para gestionar la crisis, donde la información se centralice y se difunda eficazmente.
4. Apoyo a las familias de las víctimas :
  - **Centros de información**: Pueden crearse lugares específicos para informar a las familias sobre el proceso de identificación y las novedades relativas a sus seres queridos.
  - **Apoyo psicológico**: Dado el choque emocional, debe ponerse en marcha rápidamente un apoyo psicológico para las familias en duelo.
5. Recogida y conservación de pruebas :
  - **Investigaciones**: En el caso de actos terroristas, las pruebas médicas pueden ser esenciales para la investigación criminal.
  - **Desafíos únicos**: Las catástrofes naturales pueden comprometer la conservación de las muestras debido a las condiciones medioambientales, lo que exige adaptaciones rápidas.
6. Preparación y formación :
  - **Simulaciones de catástrofes**: La formación basada en escenarios de catástrofes puede ayudar a las enfermeras forenses a prepararse para intervenciones en la vida real.
  - **Colaboración internacional**: En algunos casos, sobre todo para acontecimientos a gran escala, puede ser necesaria la colaboración internacional, con la participación de equipos de especialistas de otros países.
7. Gestión del estrés laboral :
  - **Debriefing postraumático**: Dada la gravedad y la magnitud de estos acontecimientos, los profesionales pueden necesitar apoyo psicológico para hacer frente al estrés postraumático.
  - **Rotación de los equipos**: Para evitar el agotamiento, puede ser necesario rotar regularmente los equipos sobre el terreno.

Intervenir en medicina forense en el contexto de catástrofes naturales o actos de terrorismo requiere no sólo conocimientos médicos, sino también la capacidad de actuar con rapidez, colaborar a gran escala y demostrar una gran resistencia emocional. Estas intervenciones son esenciales para hacer justicia a las víctimas, apoyar a sus familias y contribuir a la investigación general.

El papel de la enfermera forense en contextos de guerra o conflicto

Las guerras y los conflictos armados presentan retos únicos para la medicina forense. En estos contextos, la enfermera forense desempeña un papel esencial para garantizar el respeto de los derechos humanos, documentar los crímenes de guerra y atender a las víctimas. Los lugares de intervención pueden ser impredecibles, con situaciones que pueden cambiar rápidamente.

1. Identificar a las víctimas del conflicto :
   - **Víctimas en masa**: Los conflictos pueden generar un gran número de víctimas en un corto espacio de tiempo, lo que requiere esfuerzos de identificación rápidos y sistemáticos.
   - **Exhumaciones**: En algunos casos, los enfermeros forenses pueden tener que exhumar fosas comunes o fosas comunes para identificar cadáveres.
2. Documentación de crímenes de guerra :
   - **Recopilación de pruebas**: las enfermeras forenses suelen estar en primera línea a la hora de documentar pruebas de tortura, genocidio u otros crímenes contra la humanidad.

- **Colaboración con tribunales internacionales**: Las pruebas recopiladas pueden utilizarse ante tribunales internacionales, como el Tribunal Penal Internacional.
3. Gestión de las heridas de guerra :
    - **Tratamiento de lesiones específicas**: Los conflictos armados pueden provocar tipos específicos de lesiones, como las causadas por minas terrestres o armas químicas.
    - **Prevención de infecciones** : En las zonas de conflicto, el acceso a la atención médica puede ser limitado, por lo que la prevención de infecciones secundarias es crucial.
4. Trabajar juntos en zonas hostiles :
    - **Trabajar con ONG y organismos internacionales**: En zonas de guerra, la colaboración con organizaciones como la Cruz Roja o Médicos Sin Fronteras es esencial.
    - **Seguridad personal**: La seguridad de las enfermeras forenses puede estar en peligro. Por ello, deben recibir formación sobre los protocolos de seguridad en zonas de conflicto.
5. Apoyo psicológico a las víctimas :
    - **Traumatismos múltiples**: Las víctimas de la guerra pueden haber sufrido traumatismos tanto físicos como psicológicos. El tratamiento de estos traumas es, por tanto, multidimensional.
    - **Derivaciones y enlace** : Las enfermeras forenses deben ser capaces de derivar a las víctimas a los especialistas adecuados, como psicólogos o trabajadores sociales.
6. Formación específica :
    - **Prepararse para la guerra**: es necesario intensificar la formación de las enfermeras forenses para trabajar en zonas de conflicto, cubriendo los aspectos médicos, éticos y de seguridad.

- **Actualizaciones regulares**: A medida que evolucionan los métodos de combate y el armamento, la formación continua es crucial.
7. Ética y neutralidad :
   - **Neutralidad profesional**: En contextos bélicos, la neutralidad es esencial para garantizar el acceso a las víctimas y el respeto de todas las partes en conflicto.
   - **Respeto del derecho internacional humanitario**: las enfermeras forenses deben estar bien informadas sobre los convenios y tratados que protegen a las víctimas y al personal médico en tiempos de guerra.

En las zonas de guerra, las enfermeras forenses desempeñan un papel vital a pesar de un entorno de trabajo especialmente complejo y peligroso. Su misión va más allá de la simple aplicación de conocimientos médicos, ya que implica una profunda comprensión de las cuestiones humanas y jurídicas que están en juego. Estas profesionales se convierten así en actores principales a la hora de documentar las consecuencias de los conflictos, defender los derechos humanos y buscar justicia para las víctimas.

Desapariciones sin resolver

Las desapariciones sin resolver son un enigma para los investigadores, las familias y la comunidad. Estos casos, impregnados de misterio e incertidumbre, requieren una atención meticulosa y amplios conocimientos. Para la enfermera forense, estas desapariciones presentan retos particulares, ya que pueden implicar el análisis de restos humanos descubiertos mucho tiempo después de la desaparición inicial.

1. El descubrimiento tardío de restos humanos :
   - **Deterioro y descomposición**: Los cuerpos encontrados mucho tiempo después de una desaparición pueden estar muy descompuestos o esqueléticos, lo que dificulta su identificación.
   - **Impacto de los elementos naturales**: Factores como la temperatura, la humedad y la fauna pueden alterar la conservación de los cuerpos e influir en los análisis.
2. Identificación de restos :
   - **Uso del ADN**: En los casos en los que los restos están muy degradados, el ADN puede ser el único medio fiable de identificación.
   - **Análisis dentales y óseos**: Estos métodos pueden ayudar a determinar la edad, el sexo y otras características de la persona desaparecida.
3. Colaboración con otros expertos :
   - **Antropólogos y odontólogos forenses**: Estos especialistas pueden aportar una valiosa experiencia en el análisis de restos humanos.
   - **Profesionales de las bases de datos**: La información sobre personas desaparecidas puede cruzarse con bases de datos nacionales o internacionales para facilitar su identificación.
4. Apoyo a las familias :
   - **Comunicación delicada**: Informar a una familia del posible hallazgo de un ser querido requiere compasión y tacto.
   - **Ayuda psicológica**: Las familias pueden necesitar apoyo psicológico cuando se enfrentan a la confirmación de la muerte de un ser querido.
5. Investigación de las circunstancias de la desaparición :
   - **Búsqueda de indicios de la causa de la muerte**: La enfermera forense analiza los restos en busca de signos de traumatismo u otros indicios de la causa de la muerte.

- **Trabajar con los investigadores**: Una comunicación fluida con los investigadores es esencial para ayudar a resolver el misterio de la desaparición.

6. Formación y preparación específicas :

- **Actualizaciones periódicas**: El desarrollo de las técnicas de identificación requiere una formación continua de las enfermeras forenses.
- **Gestión del estrés**: Ocuparse de desapariciones sin resolver puede ser emocionalmente agotador, lo que requiere estrategias de gestión del estrés.

7. Papel en la prevención y la educación :

- **Sensibilizar a la opinión pública**: La enfermera forense puede contribuir a sensibilizar a la opinión pública sobre la importancia de denunciar rápidamente las desapariciones.
- **Formar a la policía**: Educar a la policía sobre cómo actuar en las críticas primeras horas de una desaparición puede ser crucial.

Las desapariciones sin resolver son un calvario para todos los implicados. Las enfermeras forenses desempeñan un papel fundamental en el esfuerzo por ofrecer respuestas a las familias en busca de la verdad. Aunque cada caso es único, la pericia, la compasión y la determinación de estos profesionales se mantienen constantes en su búsqueda por desentrañar los misterios más oscuros.

Capítulo 10

CUESTIONES CULTURALES Y CUESTIONES SOCIALES EN MEDICINA FORENSE

Respeto de los ritos funerarios y creencias culturales

Además de dedicarse a su misión científica, las enfermeras forenses también deben tener en cuenta los valores, creencias y tradiciones de las familias en duelo. Reconocer y respetar los ritos funerarios y las creencias culturales es esencial para garantizar la dignidad del difunto y asegurar una colaboración armoniosa con las familias y las comunidades.

1. Comprender las diferentes tradiciones funerarias :
   - **Variedad de ritos**: Las tradiciones funerarias varían considerablemente entre culturas, religiones y regiones del mundo.
   - **Implicaciones para la autopsia**: Determinados ritos exigen un entierro rápido o prohíben ciertas intervenciones en el cadáver.
2. Trabajar con las familias :
   - **Comunicación respetuosa**: Establecer un diálogo abierto con las familias nos ayuda a comprender mejor sus expectativas y necesidades específicas.
   - **Participación en rituales**: En ciertos contextos, la presencia de profesionales médicos puede ser requerida o apreciada durante las ceremonias.
3. Adaptación de protocolos :
   - **Respetar los plazos**: Algunas culturas exigen el entierro a las pocas horas de la muerte.
   - **Manipulación del cuerpo**: El enfoque debe ser respetuoso con las creencias, por ejemplo evitando determinadas incisiones o utilizando sábanas específicas.
4. Formación cultural del personal forense :
   - **Conciencia de las diferentes creencias**: La formación continua permite a las enfermeras forenses mantenerse informadas y respetuosas con las diferentes tradiciones.

- **Escenarios prácticos**: Los estudios de casos pueden ayudar al personal a desenvolverse en situaciones culturalmente delicadas.

5. Trabajar con los líderes de la comunidad :
- **Mediación**: Los líderes religiosos o comunitarios pueden actuar como mediadores entre el personal forense y las familias.
- **Educación**: Estos líderes también pueden ayudar a educar a la comunidad sobre la importancia de la medicina forense, al tiempo que garantizan que se respeten los ritos.

6. Respeto de la diversidad dentro del equipo forense :
- **Equipos multiculturales**: Contar con un equipo diverso puede enriquecer la comprensión y el respeto por las distintas creencias.
- **Compartir experiencias**: Los miembros del equipo pueden compartir sus conocimientos y perspectivas sobre las diferentes tradiciones funerarias.

7. Reconocimiento de las tensiones potenciales :
- **Conflictos entre protocolos médicos y creencias**: En algunos casos, los requisitos médico-legales pueden entrar en conflicto con las tradiciones funerarias. Navegar por estas situaciones requiere diplomacia y creatividad.
- **Apoyo emocional**: Proporcionar apoyo emocional a las familias en duelo es esencial, especialmente cuando surgen tensiones culturales.

Respetar los ritos funerarios y las creencias culturales es algo más que una simple cortesía; es un imperativo ético para las enfermeras forenses. Teniendo en cuenta las tradiciones y colaborando estrechamente con las familias y las comunidades, estos profesionales pueden garantizar la dignidad del difunto y facilitar el proceso de duelo, al tiempo que cumplen su misión crucial dentro de la medicina forense.

Diferencias jurídicas
y procedimientos entre países

La medicina forense, aunque se basa en principios científicos universales, está profundamente influida por los contextos jurídicos, culturales y sociales de cada país. Para la enfermera forense, comprender estas diferencias es esencial, ya sea para trabajar en el extranjero, colaborar con colegas internacionales o simplemente para mantenerse al día de las mejores prácticas mundiales.

1. Sistemas judiciales :
   - **Common Law vs. Civil Law**: La distinción entre estos dos grandes sistemas jurídicos influye en la forma en que se practica la medicina forense, sobre todo en lo que respecta a las pruebas y los testimonios.
   - **Funciones periciales**: En algunos países, la enfermera forense puede ser llamada a prestar declaración pericial ante un tribunal, mientras que en otros esta función se asigna exclusivamente al médico forense.
2. Procedimientos de autopsia :
   - **Indicaciones para la autopsia**: Algunos países pueden exigir autopsias en circunstancias específicas, como muertes repentinas o inexplicables, mientras que otros dan a los médicos más libertad.
   - **Consentimiento familiar**: La necesidad de obtener el consentimiento de los familiares varía de una jurisdicción a otra, influida por consideraciones culturales y religiosas.
3. Respeto de los derechos humanos :
   - **Tratamiento de los presos**: La forma en que se trata médico-legalmente a los presos fallecidos puede variar, especialmente en los países donde los derechos humanos se respetan menos.

- **Identificación de las víctimas del conflicto**: Algunos países han establecido procedimientos especiales para identificar a las víctimas de la guerra o del genocidio.

4. Formación y cualificaciones :
  - **Requisitos académicos**: Las cualificaciones necesarias para convertirse en enfermera forense pueden variar considerablemente de un país a otro.
  - **Acreditación profesional**: Algunos países cuentan con organizaciones profesionales que acreditan o certifican a las enfermeras forenses, mientras que otros dependen de instituciones académicas.

5. Colaboración internacional :
  - **Organizaciones transfronterizas**: Organizaciones como INTERPOL facilitan la colaboración en medicina forense, especialmente en casos de desapariciones o delitos transfronterizos.
  - **Intercambios profesionales**: Los programas de intercambio permiten a las enfermeras forenses trabajar en el extranjero y adquirir experiencia internacional.

6. Desarrollos tecnológicos y aceptación :
  - **Adopción de nuevas tecnologías**: Mientras que algunos países están a la vanguardia en la adopción de nuevas tecnologías, otros pueden resistirse, ya sea por motivos financieros, culturales o legales.
  - **Legislación sobre protección de datos**: Las normativas varían considerablemente de un país a otro, lo que repercute en la forma en que pueden utilizarse y almacenarse los datos genéticos o biométricos.

7. Ética y conducta profesional :
  - **Códigos éticos**: Aunque muchos principios éticos son universales, ciertos aspectos de la ética forense pueden variar según la jurisdicción y la cultura.
  - **Gestión de los conflictos de** intereses: La forma de identificar y gestionar los conflictos de intereses

91

puede variar de un país a otro, en función de sus tradiciones jurídicas.

En última instancia, aunque la ciencia que subyace a la medicina forense es universal, la forma en que se aplica e interpreta está profundamente influida por el contexto local. Para la enfermera forense moderna, navegar por este panorama internacional requiere tanto una sólida formación científica como una comprensión matizada de las diversas culturas y sistemas jurídicos con los que puede interactuar.

Los retos de la globalización y movilidad

A medida que las fronteras se difuminan y las poblaciones se desplazan, la medicina forense debe adaptarse a un paisaje en constante cambio. Los retos que plantean la globalización y la movilidad afectan a muchos aspectos de la disciplina, desde los métodos de identificación hasta las cuestiones éticas y jurídicas.

1. Identificación de las personas :
   * **Orígenes múltiples**: Con la creciente movilidad de las personas, las enfermeras forenses se enfrentan cada vez más a víctimas de orígenes étnicos y nacionales diversos.
   * **Bases de datos internacionales**: La necesidad de colaborar con bases de datos extranjeras con fines de identificación, en particular de ADN, huellas dactilares y registros dentales, es cada vez mayor.
2. Desafíos legales :
   * **Múltiples jurisdicciones**: Los fallecimientos ocurridos en el extranjero o en los que estén implicados ciudadanos extranjeros pueden plantear retos en términos de jurisdicción y leyes aplicables.

- **Extradición y transferencia de pruebas**: La transmisión de pruebas forenses entre países puede ser compleja y requerir coordinación judicial y diplomática.

3. Formación y normas :
   - **Armonización de prácticas**: La globalización exige la normalización de prácticas y normas en medicina forense para garantizar una calidad y una ética uniformes.
   - **Programas internacionales de formación**: Las enfermeras forenses pueden beneficiarse de programas de formación en el extranjero, aunque se enfrentan a retos de adaptación.

4. Cuestiones éticas y culturales :
   - **Respeto de las creencias y tradiciones**: Las enfermeras forenses deben ser conscientes de la creciente variedad de ritos funerarios y creencias religiosas.
   - **Derechos humanos globales**: Las cuestiones de derechos humanos, especialmente en zonas de conflicto o crisis humanitaria, requieren una atención especial.

5. Enfermedades y epidemias :
   - **Aparición de nuevas enfermedades**: La movilidad de la población puede introducir nuevas enfermedades o afecciones, alterando el panorama de causas potenciales de muerte.
   - **Vigilancia epidemiológica**: Identificar las causas de muerte durante las epidemias requiere colaboración internacional y protocolos específicos.

6. Flujos migratorios :
   - **Identificación de migrantes fallecidos**: Las tragedias en las que se ven implicados migrantes, como los ahogamientos en el mar, plantean retos únicos de identificación y coordinación internacional.
   - **Trabajar con organizaciones humanitarias**: Organizaciones como la Cruz Roja desempeñan un

papel esencial en la gestión de las muertes durante las crisis migratorias.

7. Gestión internacional de catástrofes :

- **Intervenciones en zonas catastróficas**: Las enfermeras forenses pueden ser llamadas a trabajar en zonas afectadas por catástrofes naturales o conflictos, lo que requiere una logística y una preparación específicas.

- **Colaboración multinacional**: Estas intervenciones suelen implicar la colaboración entre expertos de distintos países, lo que requiere una coordinación y comunicación eficaces.

La globalización y la creciente movilidad de las poblaciones ofrecen tanto oportunidades como retos para la medicina forense. A medida que avanzan las técnicas y las tecnologías, las enfermeras forenses también deben evolucionar para satisfacer las necesidades cambiantes de un mundo en movimiento, respetando al mismo tiempo los principios éticos y profesionales que constituyen la base de su disciplina.

Capítulo 11

COMUNICACIÓN EN MEDICINA FORENSE

Presentación de los resultados de la autopsia a las familias

Abordar el tema de la autopsia con una familia en duelo es una tarea delicada que requiere una gran sensibilidad, una comunicación clara y un profundo respeto por los seres queridos del fallecido. La enfermera forense, que suele estar al frente de estos intercambios, desempeña un papel fundamental a la hora de transmitir información, disipar preocupaciones y proporcionar apoyo emocional.

1. Preparación de la reunión :
   • **Información completa**: Antes de reunirse con la familia, la enfermera forense debe recibir toda la información sobre los detalles de la autopsia, los resultados preliminares y los procedimientos a seguir.
   • **Elección del lugar**: Lo ideal es que la reunión se celebre en un espacio tranquilo y privado que propicie el debate.
2. El enfoque empático :
   • **Escucha activa**: Es esencial escuchar las preguntas y preocupaciones de los seres queridos antes de proporcionarles información. Esto permite adaptar la conversación a sus necesidades y conocimientos.
   • **Reconocer el duelo**: Dar importancia a las emociones de las familias, reconocer su dolor y ofrecerles apoyo.
3. Comunicación clara y transparente :
   • **Lenguaje apropiado**: Aunque la jerga médica puede ser necesaria, es crucial expresarse en términos sencillos que la familia pueda entender.
   • **Honestidad**: Si algunas preguntas siguen sin respuesta o si los análisis aún están en curso, es imperativo que lo diga.

4. Anticiparse a las preguntas más frecuentes :
- **Razones para una autopsia**: Las familias pueden preguntarse por qué era necesaria una autopsia, especialmente si la muerte parecía natural.
- **Procedimientos de autopsia**: Explique brevemente cómo se lleva a cabo una autopsia, evitando detalles demasiado gráficos que puedan resultar molestos.

5. Apoyo emocional :
- **Ofrezca consuelo**: Una simple presencia, un oído atento o unas palabras de consuelo - cualquier acto de consuelo puede ser precioso.
- **Derivación a profesionales**: Si resulta evidente que la familia necesita apoyo adicional, la enfermera forense puede derivarla a psicólogos u otros profesionales.

6. Confidencialidad :
- **Respeto de los datos personales**: Toda la información compartida debe permanecer confidencial, de acuerdo con las leyes de protección de datos.
- **Discusión con las personas adecuadas**: Asegúrese de que sólo comparte los resultados con familiares directos o personas autorizadas.

7. Próximos pasos :
- **Procedimientos judiciales**: Si la muerte es objeto de una investigación, informe a la familia de este proceso y de lo que pueden esperar.
- **Seguimiento**: Proponga una cita posterior para comentar los resultados finales o responder a cualquier otra pregunta.

La presentación de los resultados de la autopsia es una interacción delicada pero esencial. Brinda la oportunidad de dar respuestas, aclarar malentendidos y, sobre todo, ofrecer una cuota de paz a las familias en duelo. Al abordar esta tarea con empatía, profesionalidad y respeto, la enfermera forense puede proporcionar un apoyo inestimable a quienes más lo necesitan.

Comunicación de elementos a las autoridades judiciales

La comunicación de las pruebas forenses a las autoridades judiciales es una parte esencial de la medicina forense. Cuando se transmite correctamente, esta información puede arrojar luz sobre las investigaciones, facilitar los enjuiciamientos o, por el contrario, exonerar a los inocentes. Sin embargo, esta comunicación debe combinar la precisión médica con la pertinencia judicial.

1. Elaboración de informes forenses :
   *   **Claridad y precisión**: Los informes deben redactarse de forma concisa, evitando la jerga médica innecesaria, pero con suficiente detalle para que puedan ser comprendidos por personas no especializadas.
   *   **Objetividad**: Las conclusiones deben basarse únicamente en los datos recopilados, sin interpretaciones subjetivas.
2. Trabajar con los investigadores :
   *   **Intercambios regulares**: Mantenga una comunicación fluida con los entrevistadores para proporcionarles información actualizada o responder a sus preguntas.
   *   **Sesiones informativas específicas**: En determinados casos, pueden organizarse sesiones informativas específicas para debatir elementos clave o complejos de un caso.
3. Presentación ante los tribunales :
   *   **Testimonio pericial**: Como experto, el enfermero forense puede ser llamado a declarar ante un tribunal para explicar sus hallazgos y metodologías.

- **Prepararse para el contrainterrogatorio**: Prepararse para las preguntas de los abogados defensores que tratarán de impugnar o aclarar ciertas conclusiones.

4. Preservación de las pruebas :
- **Integridad de las muestras**: Asegúrese de que todas las muestras y pruebas se almacenan, catalogan y conservan adecuadamente para futuros análisis.
- **Cadena de custodia**: Garantizar una documentación meticulosa de cada etapa de la recogida, el almacenamiento y el traslado de las muestras para garantizar su validez legal.

5. Formación continua :
- **Actualizar los conocimientos jurídicos**: es crucial mantenerse al día de las novedades legislativas y reglamentarias que puedan afectar a la forma en que se recogen, almacenan y presentan las pruebas forenses.
- **Talleres interdisciplinarios**: Participar en sesiones de formación con expertos jurídicos para comprender mejor las expectativas y necesidades del sistema jurídico.

6. Ética y conducta profesional :
- **Confidencialidad**: Divulgar la información sólo a las partes autorizadas, respetando la confidencialidad de las víctimas y las familias.
- **Integridad profesional**: Evitar cualquier conflicto de intereses y garantizar que el trabajo forense se realice siempre con imparcialidad.

La comunicación entre los profesionales forenses y las autoridades judiciales es una danza delicada que requiere tanto sólidos conocimientos médicos como sensibilidad ante los matices del sistema jurídico. Haciendo hincapié en la claridad, la objetividad, la ética y la colaboración, la enfermera forense puede garantizar que los elementos forenses desempeñen su papel esencial en la administración de justicia.

Redacción de informes y documentos oficiales

Redactar informes forenses es un ejercicio complejo y crucial. Estos documentos, que recogen las observaciones y conclusiones de la enfermera forense, suelen ser fundamentales en los procedimientos judiciales. Por lo tanto, es esencial una redacción rigurosa, precisa y objetiva.

1. Comprender la importancia del informe :
   - **Documento central**: Un informe forense bien redactado puede influir en el curso de una investigación o un juicio.
   - **Responsabilidad legal**: Las tergiversaciones, intencionadas o no, pueden tener graves consecuencias legales.
2. Estructura del informe :
   - **Encabezado**: Información sobre la enfermera forense, el médico forense encargado, la fecha y hora del examen y los datos de identificación del fallecido o de la víctima.
   - **Cuerpo del informe**: Descripciones detalladas de las observaciones, metodologías utilizadas y conclusiones.
   - **Resumen**: Resumen de los principales puntos y conclusiones del informe.
3. Claridad y precisión :
   - **Lenguaje claro**: aunque el informe es un documento médico, será leído por personas no expertas. Por lo tanto, es esencial utilizar términos claros y reducir al mínimo la jerga.
   - **Detalles**: Asegúrese de la exactitud de las descripciones, como medidas, colores y posiciones.

4. Objetividad e imparcialidad :
- **Base factual**: Registre sólo lo que se haya observado directamente o deducido de las observaciones.
- **Evite la especulación**: No incluya conjeturas ni opiniones personales.

5. Confidencialidad :
- **Información sensible**: Los datos personales, como nombres o direcciones, deben tratarse con extrema precaución y sólo deben incluirse si es necesario.
- **Almacenamiento seguro**: los informes deben guardarse en un lugar seguro para garantizar la confidencialidad de los datos.

6. Revisiones y actualizaciones :
- **Corrección de pruebas**: Es necesaria una cuidadosa corrección de pruebas para garantizar la exactitud y coherencia del informe.
- **Actualizaciones**: Si se dispone de nueva información o análisis, el informe debe actualizarse en consecuencia, documentando claramente los cambios.

7. Transmisión del informe :
- **Cadena de custodia**: Garantice un control preciso de la transmisión de los informes para mantener su integridad.
- **Copias seguras**: Si se necesitan copias, deben estar correctamente identificadas y almacenadas.

8. Formación continua :
- **Talleres de escritura**: Las sesiones de formación específicas pueden ayudar a perfeccionar las habilidades de escritura.
- **Retroalimentación**: Aprenda de los casos anteriores y de la retroalimentación de sus colegas para mejorar la calidad de los futuros informes.

Redactar informes y documentos oficiales en medicina forense es una tarea que exige una gran responsabilidad, un rigor impecable y atención al detalle. Un informe bien redactado no sólo atestigua la profesionalidad de la enfermera forense, sino que también desempeña un papel decisivo en la búsqueda de la verdad en el sistema judicial.

Capítulo 12

PREVENCIÓN
Y
SENSIBILIZACIÓN

El papel de la enfermera en la prevención lesiones y muertes evitables

La medicina forense, a pesar de su enfoque a menudo post mortem, tiene un papel crucial que desempeñar en la prevención. Las enfermeras forenses, a través de sus observaciones y experiencia, pueden ser agentes de cambio para prevenir traumas y muertes evitables. Se trata de un papel proactivo, que implica tanto la acción clínica como la comunitaria.

1. Análisis de tendencias :
   - **Seguimiento de patrones** : Mediante la observación constante de las causas de muerte y traumatismos, las enfermeras pueden identificar tendencias o patrones recurrentes.
   - **Creación de bases de datos**: Recopilación de información para facilitar un análisis más amplio de las causas y circunstancias que rodean los incidentes.
2. Sensibilización y educación :
   - **Talleres de prevención**: Organizar o participar en sesiones informativas destinadas a educar al público sobre los riesgos identificados.
   - **Trabajar con las escuelas**: Trabajar con las escuelas para concienciar a los jóvenes de los peligros potenciales y de cómo evitarlos.
3. Colaboración interdisciplinar :
   - **Asociaciones con la policía**: Trabajar con la policía para aplicar medidas preventivas, como controles de velocidad o campañas contra el alcohol.
   - **Implicación con los servicios sociales**: Trabajar juntos para prevenir situaciones de riesgo, como el maltrato o el abuso.

4. Participación en el diseño de políticas :
- **Consejos para los responsables de la toma de decisiones**: Como expertas en la materia, las enfermeras forenses pueden proporcionar información valiosa para el desarrollo de políticas de salud y seguridad públicas.
- **Promoción**: hacer campaña a favor de leyes o reglamentos para reducir riesgos específicos identificados, como la mejora de la seguridad vial.

5. Formación continua e investigación :
- **Estudios epidemiológicos**: Participar o apoyar la investigación para comprender las causas profundas de los traumatismos y las muertes evitables.
- **Desarrollo profesional**: Mantenerse al día de las mejores prácticas y de las nuevas metodologías de prevención.

6. Intervención en crisis :
- **Primeros auxilios psicológicos**: Ofrecer apoyo inmediato a las personas traumatizadas o en situación de crisis para evitar daños mayores o complicaciones.
- **Derivación**: Dirigir a las personas a los servicios adecuados, ya sean asesores, centros de rehabilitación u otros profesionales sanitarios.

7. Prevención en contextos específicos :
- **Entornos de alto riesgo**: Trabajar en zonas especialmente vulnerables, como barrios con altos índices de delincuencia o zonas de conflicto, para aplicar medidas preventivas adecuadas.
- **Situaciones de crisis**: Responder rápidamente a acontecimientos importantes, como catástrofes naturales o actos de terrorismo, para minimizar los traumas y las pérdidas.

El papel de la enfermera forense en la prevención de traumas y muertes evitables es multidimensional. Combinando la experiencia clínica, la concienciación de la comunidad y la acción política, estos profesionales pueden contribuir de forma significativa a la seguridad y el bienestar de las personas y las comunidades.

Educar al público y sensibilizarlo sobre cuestiones de medicina forense

La medicina forense, que a menudo está envuelta en el misterio y la incomprensión por la forma en que se presenta en los medios de comunicación, requiere una educación adecuada para el público en general. Esta concienciación no sólo puede informar, sino también fomentar una colaboración más estrecha entre los profesionales de la medicina forense y la comunidad.

1. Desmitificar la medicina forense :
   - **La diferencia entre ficción y realidad**: aclarar los mitos que transmiten las series de televisión y las películas en relación con la realidad del trabajo forense.
   - **Presentación de las diferentes funciones**: Explique las funciones específicas de los médicos forenses, los enfermeros forenses, los técnicos y otros profesionales.
2. Seminarios y talleres :
   - **Sesiones interactivas**: Organización de talleres para escuelas, universidades y el público en general sobre temas como la importancia de las autopsias, la recogida de pruebas y la cadena de custodia.
   - **Jornadas de puertas abiertas**: Invite al público a visitar las instalaciones forenses para ofrecerle una perspectiva práctica.
3. Trabajar con los medios de comunicación :
   - **Artículos y entrevistas**: Colaboración con periodistas para publicar artículos educativos o conceder entrevistas que aclaren determinados aspectos de la medicina forense.

- **Documentales**: Apoye la producción de documentales educativos sobre el tema, que ofrezcan una visión en profundidad de la disciplina.

4. Recursos en línea :
- **Sitios web dedicados**: Cree y mantenga sitios web que contengan información fiable, estudios de casos y otros recursos relevantes.
- **Seminarios web y cursos en línea**: Ofrezca sesiones educativas virtuales para llegar a un público más amplio.

5. Sensibilización específica :
- **Grupos de riesgo**: Trabajar específicamente con comunidades o grupos que puedan verse especialmente afectados por determinados casos forenses, como las víctimas de la violencia.
- **Asociaciones comunitarias**: Trabajar con organizaciones locales para coorganizar actos o sesiones informativas.

6. Publicaciones :
- **Folletos y prospectos**: Elaborar material impreso de fácil acceso para el público en el que se expliquen diversos aspectos de la medicina forense.
- **Libros y artículos**: Fomente la publicación de libros dirigidos al público en general, en los que se detallen las realidades del trabajo forense.

7. Sensibilización en situaciones de emergencia :
- **Respuestas a incidentes graves**: Tras sucesos como catástrofes naturales, atentados terroristas o accidentes masivos, proporcione información clara sobre los procedimientos médico-legales en curso.
- **Apoyo a las familias**: Garantizar que las familias de las víctimas comprendan el proceso médico-legal y sus derechos a la información.

8. Integración en los programas escolares :
- **Clases de ciencias**: introduzca los fundamentos de la medicina forense en el programa escolar, en particular durante las clases de biología o química.

- **Conferencias de expertos**: Invite a profesionales a hablar sobre su experiencia y su trabajo en centros educativos.

Educar al público y sensibilizarlo sobre las cuestiones forenses es esencial para generar confianza, disipar mitos y garantizar una colaboración transparente con la comunidad. También sirve para destacar la importancia vital de esta disciplina, tanto para el sistema judicial como para la salud y la seguridad públicas.

Colaboración con organizaciones sensibilización y educación

En el vasto mundo de la salud, la medicina forense ocupa un nicho especial, entrelazando estrechamente ciencia, justicia y emoción. El papel de las enfermeras forenses, así como el de otros profesionales de este campo, es poco conocido por gran parte del público. Es aquí donde la colaboración con organizaciones de sensibilización y educación resulta crucial.

1. Identificar socios potenciales :
   - **Organizaciones sanitarias**: Instituciones como la Organización Mundial de la Salud (OMS) o los ministerios de sanidad pueden proporcionar una plataforma para educar al público sobre cuestiones médico-legales.
   - **ONG especializadas** : Muchas ONG trabajan para promover los derechos humanos, la justicia para las víctimas de la violencia y la ciencia médica. Pueden ser socios clave en la sensibilización de la opinión pública.

2. Campañas conjuntas de sensibilización :
- **Días temáticos**: Organice actos conjuntos, talleres y seminarios en días dedicados a la sensibilización sobre cuestiones forenses.
- **Material educativo**: Co-creación de folletos, vídeos y contenidos web para educar al público sobre la medicina forense.

3. Educación y formación :
- **Formación conjunta**: Ofrecer programas de formación para profesionales y estudiantes, combinando conocimientos médicos, jurídicos y sociales.
- **Planes de estudios escolares**: Introducir la medicina forense en las escuelas en colaboración con los ministerios de educación, adaptando los contenidos al nivel de los alumnos.

4. Apoyo a las víctimas :
- **Centros de ayuda**: Colabore con las organizaciones de apoyo a las víctimas para proporcionarles información clara sobre los procedimientos forenses y sobre cómo pueden contribuir a que se haga justicia.
- **Testimonios**: Anime a las enfermeras forenses y a otros profesionales a compartir sus experiencias en actos organizados por organizaciones de apoyo a las víctimas.

5. Investigación y publicaciones :
- **Estudios conjuntos**: Colabore con instituciones académicas y de investigación para realizar estudios sobre la eficacia de los métodos forenses, las necesidades de las víctimas, etc.
- **Publicaciones**: Coedición de artículos, informes y libros que arrojen luz sobre la colaboración entre la medicina forense y otras disciplinas.

6. Proyectos internacionales :
- **Programas de intercambio**: Crear oportunidades para que las enfermeras forenses y otros

profesionales compartan sus habilidades y conocimientos en el extranjero.

- **Talleres y conferencias internacionales**: Organización de actos conjuntos para debatir las mejores prácticas y los retos a los que se enfrenta la medicina forense en todo el mundo.

7. Concienciación en línea :

- **Seminarios web y podcasts**: Organización de sesiones virtuales para educar al público, utilizando la experiencia combinada de profesionales forenses y organizaciones asociadas.

- **Redes sociales**: Utilice plataformas como Twitter, Instagram y Facebook para compartir información y concienciar sobre cuestiones forenses.

En su búsqueda de la verdad y la justicia, la medicina forense se beneficia enormemente de la colaboración con organizaciones externas. Al unir fuerzas con organismos dedicados a la educación y la sensibilización, no sólo aumenta su perfil, sino también la confianza y la comprensión del público hacia ella. Esta colaboración es, por tanto, esencial para establecer vínculos sólidos entre la ciencia, la justicia y la comunidad.

Capítulo 13

INVESTIGACIÓN EN MEDICINA FORENSE

Importancia de la investigación para el avance de la medicina forense

La medicina forense es un campo en el que confluyen la medicina, la justicia y la ciencia forense. Como disciplina en evolución, depende en gran medida de la investigación para perfeccionar sus métodos, refinar sus técnicas y mejorar sus protocolos. La investigación en medicina forense es, por tanto, esencial para garantizar la precisión, fiabilidad y pertinencia de sus intervenciones. Descubramos cómo la investigación da forma a este campo y por qué es tan crucial.

1. Perfeccionamiento de las técnicas de autopsia :
La investigación está ayudando a mejorar las técnicas de autopsia, haciendo que estos procedimientos sean menos invasivos a la vez que mantienen o incluso aumentan su precisión. Esto ayuda a extraer información esencial del fallecido con el mínimo trastorno.

2. Avances en toxicología :
La toxicología evoluciona constantemente con la aparición de nuevas sustancias, drogas y venenos. La investigación sirve para identificar estas sustancias, desarrollar pruebas de detección más precisas y comprender sus efectos en el organismo.

3. Avances en genética :
La investigación genética ha revolucionado la ciencia forense, ya que la secuenciación del ADN permite identificaciones precisas. La evolución de esta tecnología, incluido el uso del ADN ambiental o el análisis genómico avanzado, ofrece herramientas aún más sofisticadas para las investigaciones.

4. Optimizar la conservación de las pruebas :
La forma en que se recogen, procesan y almacenan las pruebas es primordial. La investigación pretende garantizar que las muestras no se contaminen, degraden o pongan en peligro de cualquier otra forma.

5. Mejorar los métodos de identificación :
Ya se trate de técnicas avanzadas de obtención de imágenes, reconocimiento facial o antropología forense, la investigación contribuye al desarrollo de métodos cada vez más sofisticados para identificar a las víctimas, especialmente cuando los medios tradicionales resultan ineficaces.

6. Comprender los fenómenos de descomposición :
Estudiando las distintas fases de descomposición en diferentes condiciones ambientales, los investigadores pueden estimar con mayor precisión la fecha y las circunstancias de la muerte.

7. Evaluación de traumatismos :
La investigación ayuda a comprender mejor las lesiones y sus causas, ya sean consecuencia de accidentes, violencia u otros sucesos. Esto es crucial para determinar las **circunstancias exactas de una muerte o una agresión.**

8. Colaboración interdisciplinar :
La investigación forense se ve a menudo enriquecida por la colaboración con otras disciplinas como la psicología, la antropología, la biología y la química. Este intercambio multidisciplinar promueve una visión holística de los casos forenses.

9. Sensibilización y formación :
La investigación forense también desempeña un papel educativo, ya que permite a los profesionales mantenerse al día de los últimos avances, al tiempo que forma a la próxima generación de enfermeros, científicos forenses y otros expertos.

10. Responder a los retos sociales contemporáneos :
Ante crisis como pandemias, catástrofes naturales o conflictos armados, la investigación permite adaptar los métodos forenses a contextos específicos, garantizando intervenciones pertinentes y eficaces.

La medicina forense no es simplemente una herramienta de la justicia; es también una ciencia viva y en constante evolución. Sin investigación, sería estática, incapaz de responder a los retos siempre cambiantes de nuestra sociedad. Es gracias a la incansable labor de los investigadores que este campo sigue iluminando el camino hacia la verdad, ofreciendo claridad y resolución a quienes la necesitan desesperadamente.

Implicación de la enfermera en proyectos de investigación

A menudo se considera a las enfermeras como agentes clave en la atención al paciente, pero su papel en la investigación, aunque a veces se subestime, es igual de crucial. En medicina forense, la investigación no se limita a una lejana actividad académica, sino que está profundamente arraigada en la realidad cotidiana de las investigaciones e intervenciones. Las enfermeras, como testigos privilegiados de esta realidad, se encuentran en una posición ideal para contribuir al avance del conocimiento. Veamos cómo y por qué las enfermeras se ven implicadas en proyectos de investigación forense.

1. La clínica como fuente de observación :
A través de su contacto directo con los casos forenses, las enfermeras suelen ser las primeras en identificar anomalías, tendencias o necesidades no cubiertas. Estas observaciones pueden dar lugar a nuevas preguntas de investigación.

2. Participación en la recogida de datos :
Ya sea tomando muestras biológicas, realizando mediciones fisiológicas o entrevistando a las familias, las enfermeras suelen estar en primera línea cuando se trata de recopilar datos precisos y fiables.

3. Función de enlace :
Las enfermeras actúan a menudo como puente entre los investigadores y la realidad clínica. Pueden facilitar la

aplicación de los protocolos de investigación, asegurar el cumplimiento de las directrices éticas y garantizar la relevancia de los estudios para la práctica clínica.

4. Aplicación de las conclusiones :

Una vez que se dispone de los resultados de la investigación, las enfermeras son esenciales para aplicar los nuevos conocimientos, adaptando los procedimientos, mejorando los protocolos o introduciendo nuevas tecnologías.

5. Educación y sensibilización :

Gracias a su posición central, las enfermeras pueden contribuir a la formación continua de sus colegas, compartiendo los avances de la investigación y asegurándose de que se incorporan a la práctica diaria.

6. Colaboración interdisciplinar :

Las enfermeras pueden colaborar estrechamente con investigadores de otras disciplinas, aportando su perspectiva única y garantizando que la investigación sea **exhaustiva y aplicable.**

7. Desarrollo y evaluación de protocolos :

Como profesionales de la medicina, las enfermeras tienen los conocimientos necesarios para participar activamente en el desarrollo de nuevos protocolos de investigación y en la evaluación de su eficacia.

8. Gestión independiente de proyectos :

Con la formación y la experiencia adecuadas, las enfermeras pueden gestionar sus propios proyectos de investigación, desde su concepción hasta su publicación.

9. Publicación y distribución :

Las enfermeras que participan en proyectos de investigación también pueden contribuir a la redacción de artículos científicos, a la presentación de descubrimientos en conferencias y a la divulgación de conocimientos entre la comunidad forense.

10. Un alegato a favor de la investigación :

Basándose en su experiencia clínica, las enfermeras pueden abogar por una investigación más pertinente, identificando las necesidades y movilizando los recursos necesarios.

La participación de las enfermeras en proyectos de investigación sobre medicina forense refuerza la propia disciplina. Al combinar la experiencia clínica, la sensibilidad humana y el rigor científico, las enfermeras contribuyen al avance de este campo hacia horizontes cada vez más prometedores.

Innovaciones recientes y sus implicaciones para la práctica

Los constantes avances en tecnología y metodologías de investigación están configurando el panorama de la medicina forense. Estas innovaciones, aunque apasionantes, exigen que los profesionales del campo, incluidas las enfermeras forenses, se adapten continuamente para mantener la relevancia y la eficacia de sus intervenciones. En este capítulo, exploramos las principales innovaciones que han marcado recientemente la medicina forense y sus implicaciones para la práctica diaria.

1. Genómica avanzada y secuenciación de próxima generación :
Estas técnicas han revolucionado la forma de analizar las muestras biológicas. Ofrecen una precisión sin precedentes a la hora de identificar individuos y determinar vínculos genéticos.
Implicación: Mejor identificación de víctimas, sospechosos o familiares. Esto requiere una formación en profundidad para garantizar la integridad y validez de las muestras y los análisis.

2. Imágenes post mortem no invasivas :

Técnicas como la resonancia magnética o la tomografía computarizada post mortem ofrecen una visión detallada del interior del cuerpo sin necesidad de una autopsia invasiva.

Implicación: Reducción de la necesidad de autopsias invasivas en determinadas situaciones, lo que requiere una formación específica para interpretar correctamente las imágenes e integrarlas en el proceso forense.

3. Mejora del análisis toxicológico :

La capacidad de detectar sustancias a concentraciones extremadamente bajas, incluidas drogas nuevas y no identificadas, se ha convertido en una realidad.

Implicación: Identificación más precisa de las causas de muerte relacionadas con la toxicidad. Esto requiere una actualización continua de las competencias para seguir el ritmo de los cambios en las sustancias en circulación.

4. Realidad virtual y reconstrucción 3D :

Estas herramientas pueden utilizarse para recrear escenas del crimen o sucesos basándose en las pruebas disponibles.

Implicación: Una mejor comprensión de los acontecimientos que conducen a una muerte. Requiere familiaridad con el software y la tecnología.

5. Bases de datos e inteligencia artificial :

Los algoritmos avanzados pueden ayudar ahora a identificar tendencias, coincidencias o anomalías en enormes conjuntos de datos.

Implicación: Las enfermeras pueden utilizar estas herramientas para mejorar su eficacia, pero para ello es necesario comprender los fundamentos de la inteligencia artificial y la estadística.

6. Tecnologías portátiles para la recogida de datos de la escena :

Pueden utilizarse dispositivos como drones y escáneres portátiles para recopilar datos in situ.

Implicación: Mayor autonomía en la recogida de datos, pero se necesita formación para garantizar el uso adecuado de estas tecnologías.

Las innovaciones en medicina forense son apasionantes, pero también conllevan sus propios retos. Para las enfermeras, esto significa formación continua, adaptabilidad y voluntad de aceptar el cambio por el bien de la ciencia y la justicia. Estas herramientas, cuando se utilizan correctamente, tienen el potencial de mejorar significativamente la precisión, la eficacia y el impacto de la medicina forense en la sociedad.

Capítulo 14

LA TECNOLOGÍA Y MEDICINA FORENSE

El impacto de las nuevas tecnologías sobre medicina forense

En la encrucijada de los avances tecnológicos y la búsqueda incesante de la verdad en asuntos de justicia, la medicina forense está experimentando una revolución. Estas innovaciones tecnológicas han puesto patas arriba la práctica tradicional, aportando una mayor precisión, una velocidad sin precedentes y posibilidades que antes se consideraban ciencia ficción. Adentrémonos en la exploración de estas tecnologías y su profundo impacto en el campo de la medicina forense.

1. La era digital: la ciencia forense digital
Con la aparición del mundo digital, la delincuencia también ha adoptado una forma digital. La extracción de datos de los dispositivos electrónicos, el seguimiento de las huellas digitales y la detección de la ciberdelincuencia se han vuelto esenciales.
Impacto: Esto ha ampliado el alcance de la ciencia forense, convirtiéndola en un elemento crucial en la investigación de la ciberdelincuencia y la detección de pruebas digitales.

2. Genómica y bioinformática
Los avances en la secuenciación del ADN han permitido analizar muestras cada vez más pequeñas con una precisión sin precedentes.
Impacto: Ahora se da respuesta a casos sin resolver de hace décadas y se acelera la identificación de víctimas en catástrofes masivas.

3. Imágenes post mortem en 3D
El uso de imágenes tridimensionales para estudiar cadáveres, sin necesidad de cortes invasivos, está transformando las autopsias.
Impacto: Estudios más precisos del trauma, menos intrusiones en el cuerpo y mayor aceptación por parte de ciertas comunidades religiosas o culturales.

4. Inteligencia artificial y aprendizaje automático

Estas tecnologías pueden analizar enormes bases de datos para detectar patrones o correspondencias que escaparían al ojo humano.

Impacto: Procesos de identificación más rápidos, mejor reconocimiento facial y predicción de tendencias delictivas.

5. Drones y robots en las escenas del crimen

Estos dispositivos pueden acceder a zonas de difícil acceso, captar imágenes aéreas o incluso detectar sustancias químicas.

Impacto: Mayor seguridad para los investigadores, mayor cobertura de las escenas del crimen y una recogida de pruebas más eficaz.

6. Realidad aumentada y realidad virtual

Reconstrucción de escenas del crimen, inmersión en entornos de entrenamiento o visualización de sucesos basada en pruebas reales.

Impacto: Profundización en la comprensión de los hechos, mejora de la formación de los profesionales y mejor presentación de las pruebas ante los tribunales.

La tecnología está redefiniendo la medicina forense, proporcionando herramientas más precisas, rápidas y amplias. Sin embargo, estos avances conllevan la necesidad de una formación continua, protocolos actualizados y una reflexión ética. La medicina forense, sin dejar de estar arraigada en su misión fundamental de buscar la verdad, evoluciona a una velocidad vertiginosa, ampliando constantemente los límites de lo posible.

Uso del modelado en 3D, realidad virtual e inteligencia artificial

Hoy en día, los profesionales de la medicina forense tienen a su disposición herramientas tecnológicas de vanguardia que parecen salidas directamente de una película de ciencia ficción. Estas tecnologías, que van desde la modelización en 3D hasta la inteligencia artificial, están revolucionando el sector. Veamos más de cerca el impacto de estas innovaciones en el mundo de la medicina forense.

1. Modelado 3D :
Escaneado y reproducción fiel de la realidad
- **Escenas del crimen:** Gracias al modelado en 3D, una escena del crimen puede digitalizarse y conservarse indefinidamente. Los investigadores pueden volver a visitar la escena a voluntad, sin riesgo de alterar las pruebas.
- **Reconstrucciones óseas:** En el caso de restos humanos no identificados, el modelado en 3D puede utilizarse para reconstruir el rostro de una persona y ayudar a su identificación, sobre todo en casos de varios años de antigüedad.

2. Realidad virtual (RV) :
Inmersión y experiencia
- **Formación de profesionales:** la RV ofrece a los enfermeros forenses una formación inmersiva, poniéndolos en situaciones reales en un entorno controlado.
- **Visualización de autopsias:** En lugar de realizar una disección real, algunos casos permiten una "autopsia virtual", en la que el cuerpo se estudia en detalle utilizando imágenes de realidad virtual.
- **Reconstrucciones judiciales: Las** escenas del crimen o los incidentes pueden reconstruirse en RV para su presentación ante el tribunal, lo que ayuda a

los miembros del jurado a comprender mejor las circunstancias.

3. Inteligencia artificial (IA) y aprendizaje automático:

Análisis y predicción

- **Análisis de patrones:** la IA puede procesar cantidades ingentes de datos, detectar tendencias y ayudar a deducir las causas probables de un incidente o una muerte.
- **Reconocimiento facial:** Gracias al aprendizaje automático, los sistemas pueden identificar rápidamente a un individuo basándose en miles de referencias.
- **Predicción de las** tendencias delictivas: Con un análisis en profundidad, la IA también puede ayudar a predecir las zonas de alto riesgo o las tendencias delictivas, ayudando así a la prevención.

La convergencia de estas tecnologías en la medicina forense ofrece oportunidades apasionantes e inigualables a los profesionales de este campo. Sin embargo, estas innovaciones conllevan la responsabilidad ética de su uso adecuado. Estas herramientas, si se utilizan correctamente, tienen el potencial de llevar la medicina forense a un nivel de eficacia y precisión sin precedentes, beneficiando tanto a los profesionales como a la sociedad en su conjunto.

Telemedicina legal : oportunidades y retos

La telemedicina, una revolución en la prestación de asistencia sanitaria a distancia a través de la tecnología, ha encontrado su lugar dentro de la medicina forense, dando lugar a la telemedicina forense. Esta fusión permite a los profesionales de la salud y de la justicia interactuar, intercambiar información y prestar servicios sin estar físicamente presentes en el mismo lugar. Sin embargo, como toda innovación, conlleva tanto oportunidades prometedoras como desafíos.

Posibilidades :

1. Mejora de la accesibilidad: En las zonas remotas o en las que no hay expertos forenses, la telemedicina puede llenar ese vacío, dando a las comunidades acceso a las competencias y conocimientos de los especialistas.

2. Colaboración interdisciplinar: Permite que distintos expertos (médicos forenses, enfermeros, investigadores, abogados) colaboren en tiempo real, independientemente de su ubicación geográfica.

3. Formación y educación: Los profesionales pueden participar en formaciones, seminarios o consultas a distancia, mejorando sus competencias sin tener que desplazarse.

4. Mayor eficacia: los informes, análisis y consultas pueden transmitirse al instante, lo que acelera los procesos jurídicos y médicos.

Desafíos :

1. Problemas de confidencialidad: La transmisión de datos sensibles a través de las redes puede plantear problemas de confidencialidad y seguridad. Garantizar una transmisión encriptada y segura es esencial.

2. Validez de las pruebas: La calidad de las imágenes o los vídeos, o la autenticidad percibida de la información remota, podrían cuestionarse ante un tribunal.

3. Limitaciones técnicas: La mala calidad de la conexión, los fallos de la red o las averías técnicas pueden obstaculizar el proceso.

4. Interacción humana limitada: La telemedicina forense no siempre puede sustituir al contacto humano directo, en particular para las tareas que requieren una evaluación física o el contacto con los familiares de la víctima.

5. Marco jurídico y reglamentario: En muchos países, la reglamentación de la telemedicina está aún en fase de desarrollo y la cuestión de su validez o reconocimiento en el ámbito jurídico sigue siendo objeto de debate.

6. Coste inicial: La creación de una infraestructura tecnológica sólida y segura para la telemedicina forense puede requerir una inversión significativa.

La telemedicina forense tiene el potencial de transformar el panorama forense, haciendo que los servicios sean más accesibles y los procesos más eficaces. Sin embargo, la adopción con éxito de esta práctica requiere una planificación meticulosa, inversión en tecnología y ser consciente de las implicaciones éticas y jurídicas. Sólo un enfoque equilibrado, que tenga en cuenta tanto los beneficios como los retos, garantizará su integración con éxito en el mundo de la medicina forense.

Capítulo 15

DESARROLLO PROFESIONAL Y FORMACIÓN ADICIONAL

Posibles especializaciones para la enfermera forense

La medicina forense es un vasto campo que ofrece multitud de oportunidades a los enfermeros que deseen desarrollar sus habilidades y especializarse. Estas especializaciones permiten a las enfermeras desempeñar papeles clave en la recogida, el análisis y la documentación de pruebas médicas en relación con el sistema judicial. He aquí algunas posibles especializaciones para la enfermera forense:

1. Enfermera forense examinadora (FNS) :
   - **Traumatología:** tratamiento de víctimas de traumatismos violentos, documentación de sus lesiones y recogida de pruebas.
   - **Examinar escenas del crimen:** Ayudar a identificar, documentar y recoger pruebas forenses.
2. Enfermera Examinadora de Agresiones Sexuales (SAEN) :
   - **Evaluación médica:** Realización de exámenes médicos a las víctimas de agresiones sexuales.
   - **Recogida de pruebas:** Garantizar la recogida adecuada y segura de pruebas para su posterior uso en los tribunales.
3. Enfermera psiquiátrica forense :
   - **Evaluación psiquiátrica:** Trabajar con psiquiatras forenses para evaluar el estado mental de las personas implicadas en procesos judiciales.
   - **Consejo:** Proporcione apoyo psicológico a las víctimas o a los sospechosos.
4. Enfermera de toxicología forense :
   - **Toma de muestras:** Recogida de muestras para análisis toxicológicos.

- **Interpretación:** Para ayudar a determinar la presencia y el efecto de sustancias en el organismo de un individuo.

5. Enfermera forense pediátrica :
   - **Maltrato infantil:** Evaluar y documentar los signos de maltrato o negligencia.
   - **Educación:** Sensibilizar a la comunidad sobre la prevención de traumas infantiles.

6. Enfermera forense para ancianos :
   - **Maltrato de ancianos:** Identificar y documentar los signos de maltrato o abandono de ancianos.
   - **Consejo: Ofrezca** apoyo a las víctimas de delitos de edad avanzada.

7. Enfermera de antropología forense :
   - **Identificación:** Ayudar a identificar restos humanos no identificados.
   - **Documentación:** Trabajar con antropólogos para documentar las características y anomalías de los huesos.

8. Enfermera de tanatología :
   - **Apoyo:** Ofrecer servicios de asesoramiento a las familias en duelo.
   - **Educación:** Informar a la comunidad sobre el proceso de duelo y las reacciones al trauma.

Al optar por una de estas especializaciones, las enfermeras no sólo pueden enriquecer su carrera, sino también contribuir de forma significativa a la justicia y el bienestar de las personas y las comunidades. Estas especializaciones suelen requerir formación y certificación adicionales, pero abren la puerta a oportunidades profesionales gratificantes y estimulantes.

Formación complementaria y certificaciones

En el campo de la medicina forense, las enfermeras pueden necesitar una formación adicional y obtener una certificación para especializarse o mejorar sus habilidades. Esta formación y certificación garantiza la competencia, la calidad de los cuidados y una mejor colaboración con otros profesionales del campo.

1. Formación adicional :
   * **Ciencia forense:** Profundización en el conocimiento de la recogida, conservación y análisis de pruebas.
   * **Técnicas para entrevistar a las víctimas:** aprender a realizar entrevistas delicadas con las víctimas para obtener información sin causarles más traumas.
   * **Evaluación de traumas:** Formación específica sobre la evaluación de diferentes formas de trauma, incluidas las lesiones, los abusos y las agresiones.
   * **Formación en toxicología:** Conocimiento de sustancias tóxicas, síntomas de intoxicación y procedimientos de toma de muestras.
   * **Psiquiatría forense:** Formación sobre la evaluación de la salud mental en un contexto forense.
   * **Antropología forense:** formación en la gestión e identificación de restos humanos.
2. Certificaciones :
   * **Certificación IVEAS (Enfermera Examinadora de Víctimas de Agresiones Sexuales):** Certificación que acredita la competencia de la enfermera para evaluar y atender a las víctimas de agresiones sexuales.
   * **Certificación en ciencias forenses: acredita la** competencia de la enfermera en la recogida, conservación y análisis de pruebas.

- **Certificación en tanatología:** acredita las competencias de las enfermeras en la gestión del duelo y el apoyo a las familias en duelo.
- **Certificación en psiquiatría forense: acredita** las competencias de la enfermera en la evaluación psiquiátrica en un contexto forense.
- **Certificación en toxicología: acredita** las competencias de la enfermera en el campo de la toxicología y el análisis toxicológico.

3. Talleres y seminarios :

También se recomienda que las enfermeras forenses asistan con regularidad a talleres, seminarios y conferencias para mantenerse al día de los últimos avances, técnicas y mejores prácticas en este campo.

Conclusión:

La formación continua y la certificación son esenciales para las enfermeras que deseen especializarse en medicina forense. No sólo garantizan la calidad de los cuidados y las intervenciones, sino que también refuerzan la credibilidad y la autoridad de los enfermeros en este campo especialmente delicado.

La importancia de actualizar continuamente los conocimientos

La medicina forense, como la medicina en general, está en constante evolución. Los descubrimientos científicos, las innovaciones tecnológicas, la nueva legislación y los avances sociales influyen continuamente en la forma en que los profesionales de este campo ejercen e interactúan con el sistema judicial. Para las enfermeras forenses, actualizar continuamente sus conocimientos no sólo es beneficioso, sino esencial por varias razones.

1. Garantizar la precisión y la fiabilidad :

La precisión es crucial en medicina forense. Las conclusiones de una autopsia o el análisis de muestras pueden tener importantes repercusiones en el curso de una investigación o un juicio. Unos conocimientos obsoletos o incorrectos pueden tener graves consecuencias, tanto para el sistema judicial como para las personas implicadas.

2. Mantener la relevancia profesional :

Con la rápida evolución de las técnicas y las herramientas, es posible que ciertas competencias se queden obsoletas. La actualización continua permite a los enfermeros seguir siendo relevantes en su campo y responder eficazmente a las exigencias cambiantes de su profesión.

3. Garantizar la ética y la conducta profesional :

Los nuevos descubrimientos o técnicas pueden plantear cuestiones éticas. Una comprensión actual y completa de las cuestiones permite a las enfermeras tomar decisiones informadas que respeten tanto la integridad del individuo como las normas de su profesión.

4. Mejorar la colaboración interprofesional :

Médicos forenses, investigadores, abogados y otros profesionales dependen de la información proporcionada por las enfermeras forenses. Para facilitar una colaboración fluida y eficaz, es crucial que la enfermera esté al día de las últimas prácticas y terminología.

5. Generar confianza :

Las familias de los fallecidos, el sistema judicial y la sociedad en general depositan una gran confianza en las competencias de las enfermeras forenses. Al mantener actualizados sus conocimientos, las enfermeras refuerzan esta confianza y garantizan la credibilidad de su profesión.

6. Anticiparse y responder a los retos :

Ya se enfrenten a nuevos fármacos en el mercado, a métodos innovadores de ocultación de pruebas o a retos sociales, los conocimientos actualizados permiten a las enfermeras responder de forma proactiva.

La actualización continua de conocimientos no es simplemente una opción, sino una necesidad para las enfermeras forenses. En un campo en el que se entrecruzan la ciencia, la ética y la ley, mantenerse informado y competente es esencial para garantizar la justicia, el respeto a las personas y la integridad de la profesión.

Conclusión

LA CRECIENTE IMPORTANCIA DE LA ENFERMERA FORENSE

A lo largo de los años, la enfermera forense ha ido adquiriendo mayor visibilidad y reconocimiento dentro del sistema jurídico y médico. De ser una ayudante de pleno derecho del equipo forense, su papel ha evolucionado, revelando su importancia crucial en todas las fases de la investigación y el tratamiento. Veamos por qué las enfermeras se han convertido en piezas clave de la medicina forense.

1. Experiencia clínica :
Las habilidades clínicas de la enfermera son esenciales, ya sea para el examen inicial, la toma de muestras o el cuidado de las víctimas. Sus conocimientos médicos complementan los del patólogo forense.

2. Sensibilización sobre las necesidades de las víctimas :
Las enfermeras están formadas en la atención integral al paciente, que incluye aspectos emocionales y psicológicos. Esto les permite ofrecer un apoyo adecuado a las víctimas de la violencia o a sus familias, al tiempo que recopilan la información necesaria para **la investigación.**

3. Mediación entre disciplinas :
La enfermera forense desempeña a menudo el papel de mediadora entre los distintos actores implicados en un caso: médicos, policía, familias, abogados. Su posición única le permite facilitar la comunicación y el entendimiento mutuo.

4. Gestión de situaciones complejas :
Ante situaciones delicadas, como la muerte de un niño, la identificación de un cadáver tras una catástrofe o un caso de violencia extrema, las enfermeras tienen las habilidades necesarias para gestionar estos momentos con humanidad y profesionalidad.

5. Supervisión constante de los procedimientos :
En un campo en el que cada detalle cuenta, las enfermeras se aseguran de que los protocolos se siguen al pie de la

letra, garantizando la integridad de las pruebas y la **información recopilada.**

6. Formación y educación :

Las enfermeras forenses también tienen un papel educativo. Pueden formar a otros profesionales, ayudar a sensibilizar a la opinión pública o contribuir a la **investigación en ciencias forenses.**

7. Adaptabilidad tecnológica :

Con la rápida aparición de nuevas tecnologías y metodologías, las enfermeras forenses tienen que estar a la vanguardia, adaptando sus prácticas y asegurándose de que se aplican correctamente.

8. Ética y conducta profesional :

Las enfermeras, en virtud de su formación y de su juramento profesional, son garantes de los principios éticos, velando por el respeto a los fallecidos, a las víctimas y a sus familias.

La enfermera forense ya no está al margen, sino en el corazón del sistema. Su contribución garantiza no sólo la calidad y la precisión de las intervenciones forenses, sino también la humanidad y la ética que son esenciales en este campo. Con los constantes retos y desarrollos de la medicina forense, el papel de la enfermera está llamado a ser aún más importante, lo que demuestra la importancia crucial del vínculo entre la justicia, la medicina y la sociedad.

La necesidad de un enfoque multidisciplinar y de colaboración

La medicina forense, aunque profundamente arraigada en el mundo médico, no puede funcionar de forma aislada. Se encuentra en la intersección de muchos campos: jurídico, psicológico, social y científico, por nombrar sólo algunos. El entrelazamiento de estas disciplinas exige una estrecha colaboración entre los distintos profesionales para garantizar una atención óptima a las víctimas, una investigación completa y una justicia imparcial. Comprender la importancia de esa colaboración multidisciplinar es esencial para entender la complejidad y profundidad de la medicina forense.

1. Experiencia complementaria :
Cada profesional aporta una perspectiva y unos conocimientos específicos. La enfermera puede detectar signos clínicos sutiles, el patólogo forense conoce a fondo la patología, el psicólogo evalúa el trauma emocional, mientras que el policía investiga los antecedentes penales. Juntos, forman un cuadro completo.

2. Calidad de las pruebas :
La integridad de las pruebas es crucial para el sistema judicial. La estrecha colaboración entre profesionales garantiza que las pruebas se recojan, conserven y analicen de acuerdo con normas estrictas.

3. Apoyo holístico a las víctimas :
Las víctimas de delitos, sobre todo las más violentas, necesitan una atención integral. Un enfoque multidisciplinar responde a sus necesidades médicas, psicológicas, sociales y jurídicas.

4. Comunicación fluida :
La colaboración fomenta una comunicación transparente y fluida entre disciplinas. Esto evita malentendidos, acelera las investigaciones y garantiza que todas las partes estén bien informadas.

5. Educación y formación interdisciplinares :
La colaboración también fomenta el intercambio de conocimientos entre disciplinas. Las enfermeras pueden aprender más sobre los aspectos jurídicos de los casos, mientras que los investigadores pueden formarse en los entresijos clínicos.

6. Cambios en las prácticas :

Ante nuevos retos -como la aparición de nuevas drogas o nuevos métodos delictivos- un equipo multidisciplinar puede adaptarse más rápidamente y desarrollar respuestas innovadoras.

7. Toma de decisiones informada :

Con la aportación de diferentes expertos, las decisiones tomadas, ya sea en el contexto de una investigación o de un tratamiento, están mejor equilibradas y se basan en una visión de conjunto.

En un mundo cada vez más complejo, en el que los límites entre disciplinas son cada vez más difusos, un enfoque multidisciplinar en medicina forense no sólo es deseable, sino esencial. Garantiza que cada caso se trate con el rigor, la compasión y la minuciosidad que merece, al tiempo que valora la contribución de todos los profesionales implicados. En última instancia, refuerza la confianza del público en el sistema judicial y médico.

Perspectivas de futuro para el sector

La medicina forense, como todos los demás campos de la medicina, está en constante evolución. Los avances tecnológicos, científicos, socioculturales y jurídicos configuran y redefinen constantemente este panorama. Como enfermeras y profesionales sanitarios, es crucial comprender estas tendencias emergentes si queremos mantenernos a la vanguardia de la disciplina, responder adecuadamente a los problemas del momento y anticiparnos a los retos del mañana.

1. Personalización de la medicina forense :

Los avances en genómica y biotecnología están permitiendo ofrecer análisis más específicos. Podemos esperar una era en la que la medicina forense sea más precisa, identificando no sólo la causa de la muerte, sino también las predisposiciones genéticas o las patologías subyacentes.

2. El auge de la tecnología :

La realidad virtual y aumentada, la modelización en 3D, la inteligencia artificial y la robótica transformarán la forma en que se realizan las autopsias y los análisis. Estas tecnologías permitirán reconstruir con mayor precisión escenas de crímenes o incidentes, ayudando a resolver casos complejos.

3. La ética en la era digital :

Con la creciente digitalización de los datos forenses, las cuestiones de confidencialidad, seguridad de los datos y ética cobrarán mayor importancia. Los profesionales se enfrentarán a dilemas sin precedentes en relación con el uso, el almacenamiento y el intercambio de estos datos.

4. Un alcance mundial :

La globalización y la creciente movilidad de las poblaciones plantean retos en términos de identificación, especialmente en caso de grandes catástrofes o movimientos migratorios masivos. La interconexión de las bases de datos y la colaboración internacional se harán imprescindibles.

5. Una atención renovada a la salud mental :

La creciente concienciación sobre la importancia de la salud mental pondrá de manifiesto la necesidad de proporcionar apoyo no sólo a las familias de los fallecidos, sino también a los profesionales que tratan con la muerte a diario.

6. Educación y formación continua :

La creciente complejidad de la disciplina exigirá una formación más especializada. Es posible que los enfermeros forenses tengan que recibir una formación más avanzada, tal vez incluso obtener títulos de especialista.

7. El papel ampliado de la enfermera forense :

Con una mejor formación y un reconocimiento cada vez mayor de sus conocimientos, es probable que las enfermeras desempeñen un papel más central en los procedimientos médico-legales, quizá incluso se conviertan en expertos forenses por derecho propio.

Las perspectivas de futuro de la medicina forense son amplias y estimulantes. Para las enfermeras preparadas para aceptar estos cambios, las oportunidades de crecimiento profesional, innovación e impacto social son inmensas. Aunque algunos de estos cambios puedan parecer desalentadores, también ofrecen la oportunidad de mejorar y perfeccionar la disciplina, haciéndola aún más esencial para la sociedad moderna. La clave será mantenerse adaptable, informado y siempre dispuesto a aprender.

Glosario de términos forenses

- **Antropología forense**: Estudio científico de los restos humanos en un contexto legal, a menudo utilizado para determinar la identidad de huesos desconocidos.
- **Asfixia**: Falta de oxígeno que provoca insuficiencia respiratoria, a menudo examinada como causa de muerte.
- **Autopsia:** Examen post mortem de un cadáver para determinar la causa de la muerte.
- **Balística**: Estudio de los proyectiles, a menudo utilizado en medicina forense para analizar las heridas de bala.
- **Cadáver**: Cuerpo muerto, especialmente cuando se refiere a una persona fallecida.
- **Contusión**: lesión en la piel causada por un impacto, sin rotura de la piel.
- **Cianosis**: Decoloración azulada de la piel debida a una oxigenación insuficiente de la sangre.
- **Descomposición:** Proceso por el que el cuerpo se descompone tras la muerte.
- **Entomología forense**: Estudio de los insectos en relación con una investigación criminal, a menudo utilizado para estimar la hora de la muerte.
- **Exhumación:** Acto de sacar un cuerpo de su tumba por razones médico-legales.
- **Hematoma**: Acumulación de sangre en un tejido tras una lesión.
- **Incisión:** Corte o herida causada por un objeto punzante.
- **Laceración**: Herida irregular causada por un desgarro en el tejido.
- **Patólogo forense:** médico especializado en determinar la causa de la muerte.

- **Muerte sospechosa**: Muerte que se produce en circunstancias inusuales o inesperadas y que requiere una investigación.
- **Necrosis**: Muerte del tejido orgánico.
- **Odonatología forense**: Estudio de los dientes para identificar un cadáver.
- **Patología**: Estudio de las enfermedades y sus causas.
- Rigor mortis: Rigor mortis que se produce tras la muerte.
- **Toxicología forense**: Estudio de venenos, drogas y otras sustancias tóxicas y sus efectos en el organismo.
- **Traumatología**: Estudio de las lesiones y sus efectos en el organismo.
- **Víctima:** Persona que ha sufrido daños, lesiones o la muerte como consecuencia de un acto delictivo o accidental.
- **Violencia interpersonal**: Actos violentos cometidos entre dos o más individuos.
- **Yersinia pestis**: Bacteria responsable de la peste, a menudo estudiada en medicina forense en el contexto de la identificación de restos antiguos.

Por supuesto, este glosario no es exhaustivo. El campo de la medicina forense es muy amplio y los profesionales del sector utilizan con regularidad muchos otros términos.

Recursos y asociaciones profesionales

La medicina forense, al igual que la profesión de enfermería dentro de ella, está respaldada por una sólida red de organizaciones y recursos que trabajan para proporcionar formación, apoyo profesional e investigación. He aquí un resumen de los principales recursos y asociaciones que desempeñan un papel crucial para las enfermeras forenses.

*   Asociaciones profesionales
    *   **Association Internationale des Infirmiers Médico-légaux (AIIML) (Asociación Internacional de Enfermeras Forenses):** Organización que reúne a enfermeras especializadas en medicina forense de todo el mundo. Ofrece cursos de formación, conferencias y publicaciones especializadas.
    *   **Sociedad de Medicina Legal y Criminología de Francia (SMLCF)**: Aunque engloba a un abanico más amplio de profesionales, esta sociedad desempeña un papel importante en la formación y el trabajo en red de los enfermeros en Francia.
    *   **Association des Médecins Légistes d'Expression Française (AMLEF):** facilita los intercambios entre profesionales y promueve la investigación en medicina forense.
*   Periódicos y publicaciones
    *   **Journal de Médecine Légale**: publica investigaciones, estudios de casos y revisiones bibliográficas que pueden resultar especialmente útiles para las enfermeras que deseen mantenerse al día de los últimos avances.

- **Forensic Science International**: Una referencia mundial en el campo de la medicina forense.
- **Enfermería forense:** Centrada específicamente en el papel de las enfermeras en este campo, esta revista abarca tanto la práctica clínica como la investigación.
- Formación y certificación
  - **Certificado en medicina forense para enfermeras**: Muchas universidades y escuelas de enfermería ofrecen cursos de formación específicos para especializarse en medicina forense.
  - **Formación continua**: periódicamente se organizan módulos de formación, seminarios y seminarios web para que los enfermeros actualicen sus conocimientos.
- Recursos en línea
  - **ForensicNurses.org**: un portal internacional dedicado a las enfermeras forenses, con recursos, foros y noticias del sector.
  - **MedLeg.fr:** página web en francés con información, artículos y recursos para profesionales de la medicina forense.
- Ferias y conferencias
  - Eventos como el **Congreso Internacional de Medicina Forense ofrecen a** las enfermeras la oportunidad de reunirse con expertos, aprender y compartir experiencias.
- Apoyo psicológico y bienestar
  - Muchas asociaciones reconocen los retos emocionales y psicológicos a los que se enfrentan las enfermeras forenses y ofrecen recursos, formación y apoyo sobre bienestar y gestión del estrés.

Al implicarse activamente en estas organizaciones y utilizar estos recursos, las enfermeras no sólo pueden mejorar sus competencias profesionales, sino también contribuir a la evolución y al reconocimiento del papel crucial de las enfermeras en el campo de la medicina forense.